高氏对症推拿法：
家庭图示版

U0335005

主　编　高清顺　高　山

编　委　何世桢　刘鸿宁　高志红　高　红
　　　　姜永昌　王桂娟　马宇韬　刘　燕
　　　　高　歌　秦依凡

中国中医药出版社
·北京·

图书在版编目（CIP）数据

高氏对症推拿法：家庭图示版/高清顺，

高山主编 . —北京：中国中医药出版社，2020.9

ISBN 978-7-5132-5933-0

Ⅰ . ①高… Ⅱ . ①高… ②高… Ⅲ . ①推拿—图解

Ⅳ . ① R244.1-64

中国版本图书馆 CIP 数据核字（2019）第 276692 号

中国中医药出版社出版

北京经济技术开发区科创十三街 31 号院二区 8 号楼

邮政编码 100176

传真 010-64405750

山东临沂新华印刷物流集团有限责任公司印刷

各地新华书店经销

开本 710×1000 1/16 印张 14.5 字数 206 千字

2020 年 9 月第 1 版 2020 年 9 月第 1 次印刷

书号 ISBN 978 - 7 - 5132 - 5933 - 0

定价 68.00 元

网址 www.cptcm.com

社 长 热 线 010-64405720

购 书 热 线 010-89535836

维 权 打 假 010-64405753

微信服务号 zgzyycbs

微商城网址 https://kdt.im/LIdUGr

官 方 微 博 http://e.weibo.com/cptcm

天猫旗舰店网址 https://zgzyycbs.tmall.com

如有印装质量问题请与本社出版部联系（010-64405510）

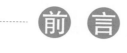

前　言

无"毒"一身轻

　　临床上，经常有朋友跟我抱怨说，上医院太麻烦，花钱多不说，还要耐着性子排队、挂号，有时候甚至还要担心医生开的方子有没有副作用，会不会对身体造成什么伤害。问我有没有什么方法，既有效，又安全，而且人生病了后，不用上医院，也不用打针吃药，自己在家就能解决身体上的痛苦。

　　说到这时，可能有的人会说："现在市面上的经络养生书不就是这样的吗？"虽然理论上是这样的，但您要知道，通过打通经络和穴位来达到养生的效果，并不是简单地在身体上的某个部位推一推或者是按一按就能实现的，而是要讲究手法的轻重、方向、推拿的快慢以及选择的部位等。这也是为什么有那么多人反映说，自己做了很长时间的按摩，却不见效果的原因。

　　怎样做才能让推拿按摩发挥最大的治病效果？如何选择适合自己体质的推拿养生方案？如何消除中老年朋友对疾病和衰老的恐惧？这就是我要在这本书里面重点阐述的内容。

　　在这本书中，我提出了"病即是毒"这样一个观点。简单说，身体上的许多毛病都是"毒素"瘀堵在身体里面造成的。据我几十年的临床经验，我认为推拿法和外治法结合起来的排"毒"效果非常明显，也是安全的。它不仅能排除因过多地吃垃圾食品、含有农药残留物的果蔬等因素引起的"外毒"，还可以缓解精神上的压力，消灭因紧张、焦虑等不良情绪导致的身体"内毒"。

推拿法的优点除了简单易学、方便实惠外，它最大的效果就是能在较短的时间内打通经络，促进血液循环。显然，这样是有利于身体来排"毒"的。而外治法可以使药性渗透到血液里，然后随着血液循环游走全身。把这两种方法结合起来，排"毒"的效果自然不俗。而且，这两种方法都是天然、安全的，只要方法正确，就不会对您的身体造成什么伤害。

另外，很多人都反映说，做完推拿后，不但身体舒坦了，心里面也轻松了。其实，这就是推拿能缓解精神压力的表现。曾经有位朋友因为高血压导致头晕、精神紧张、失眠而来找我治病。我当时除了给他介绍一种泡脚方外，还推荐他使用"攀头醒脑，开弓降压，曲肘清热，拔关宁心，按阳泻火"这一套降血压的推拿手法。他每天晨练的时候，都会按照我说的方法做上一遍，没过多长时间，他就跑到诊室答谢我来了。说自己最近血压降了，而且前段时间因为压力大，总觉得干什么都吃力，人也爱胡思乱想，但最近，他不但一整天都精神很好，而且因高血压引起的头晕、易紧张等毛病也不见了。他一边说，还一边夸推拿法的功效显著。

正因为推拿法在祛病养生方面卓有功效，所以这么多年来，我一直"钟情"于它，而且大有钻研越深、兴趣越浓的趋势。

迄今为止，我在推拿这条道路上走了53个年头了。在此期间，我曾拜全国顶尖的推拿专家丁季峰为师，还跟随王百川、李锡九及以"一指禅"手法闻名全国的严隽陶等知名推拿专家学习、钻研。这么多年来，我一边吸收这些专家的优秀经验，一边钻研《黄帝内经》、中医里面的养生祛病精髓。到40多岁的时候，我就开始系统地梳理这些经验和方法，目的就是"集百家之长"，为百姓所用，而这本书就是我多年临床经验的总结。

在本书的第一章，我主要介绍的是推拿包括哪些手法，如何才能发挥它排毒、治病、养生的最大功效。在第二章里，我介绍的是"高氏八段锦""擦背通阳法"等调理身体的基础大法。这套方法我每天都在坚持做，所以我 70 多岁了，依然血压不高，四肢有力，每天坐诊几个小时也不见得累。您在锻炼的时候，也可以把这套方法加入进去，假以时日，您也会拥有我这样的硬朗身板。第三章到第八章，我是按照从头到脚的顺序来谈如何排毒养生的。在这部分内容里，我结合了推拿及贴敷、泡脚等外治法。而且，在选择方法的时候，我特别注意安全性，所以我在这本书里面谈到的方法，无论是推拿法，还是外治法，都是绿色自然疗法，排毒效果显著。而且，我精心挑选了一些生活中常见的疾病，包括头面部、四肢、胸腹部、生殖系统等疾病，以及因精神方面的压力而导致的疾病。所以您身体上的不适，多能在书中找到解决之道。最后，我希望更多的人通过这本书能找到面对疾病时的从容态度，也祝愿大家健康、长寿。

高清顺

2020 年 1 月 12 日于郑州

目 录

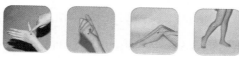

第六章　保护好人体的"中原地带"——胸腹部问题的高氏推拿保养方案

第七章　活力不减当年——生殖系统问题的推拿保养方案

手到病自除

——推拿法是打好身体基础的第一步

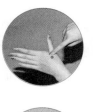

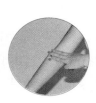

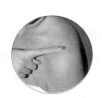

身体上的病多因"毒"作祟

　　一说到疾病，很多人就忧心忡忡的，唯恐跟疾病扯上什么关系。其实，我们身上的许多疾病都是"毒"，是人体的各部分器官在不同程度上瘀积了各种各样的"毒"导致的。

　　"毒"从哪里来呢？我一般把身体内的"毒"分为"外毒"和"内毒"。

　　先来说说"外毒"吧。生活在这个社会中，我们随时都能接触到潜在的"毒素"，比如说吃进去的不良食物，包括高热量的饮食、带有农药残留的农产品等；再比如说吸进肺脏里的，如花粉、粉尘和汽车尾气等不洁空气也会损伤肺脏；另外，风、寒、暑、湿等外邪侵入人体后，如果不及时处理，时间久了，这些外邪就会化成"毒素"堆积在身体里，引起关节疼痛、浑身酸软无力等症状。

　　不过，并不是所有的"毒素"都是从外部进入人体的，我们的身体内部也会自己制造"毒素"，这就是我刚刚提到的"内毒"。饮食不规律，经常熬夜、抽烟、喝酒会对肝脏造成影响，从而产生"内毒"。另外，如果长时间被一种不良的情绪所控制，如愤怒、嫉妒、焦虑等也会促使身体产生"毒素"。

　　在平时，这些"毒素"跟身体是"和平相处"的，所以很多人一般都不会注意到它们，更不会引起足够的重视。日子长了，身体里的"毒素"堆积得越来越多了，疾病就出来了。

　　比方说，大多数女性都为脸上长斑而苦恼。其实，脸上的斑斑点点都是身体里的气血瘀滞在上半身导致的。气血为什么会瘀堵在这一块呢？原因就是身体里的"毒素"堆积得太多了，超过了肝、脾、肾的承受能力，它们没有多余的精力来排除身体里的"毒素"了，表现在脸上就是色斑。

　　还有，生活中很多人不是肩膀僵硬，就是腿脚没力；不是头晕腹胀，就是胸闷气短，有的甚至是面容憔悴，脸上黯淡无光。总之，身体上的小毛病不断，也是身体里的"毒素"太多了的表现。

　　可以说，身体里的各种"毒素"是我们不断生病、提前衰老的关键因素。要想身心纯净，没病没痛，首先要做的就是清理瘀积在身体里的"毒素"。

推拿法是排"毒"、保持年轻态的好方法

我在前面说到了预防疾病、延缓衰老的关键是要排清身体里的"毒素"。那用什么方法最好呢？根据 50 多年的临床经验，我觉得推拿法是排"毒"的好方法。

首先当然是因为它安全，对身体不会造成什么伤害。它不会像吃药一样，还要担心做了会不会有什么副作用。

其次，推拿法简单易学，用它来养生治病非常省事。相较于拔罐、刮痧、导引、针灸、服药等五法而言，它不受时间、地点的限制，也不用借助什么工具或器材。您只要熟记穴位，掌握了我介绍给您的方法和操作要领，并学会如何找到身体上那些气血不通的位置，光凭一双手，就能在身体上泻有余、补不足，并以此来养身护体，同时造福亲人和朋友。

另外，推拿的一个最大好处就是它见效特别快。比方说，胃痛了，您去吃止痛药的话，这药经过食道、肠胃的吸收，再进入到血液里面，药效已经流失掉一部分了。但是，您用推拿法来调治的话，效果就不一样了。您只要直接选足阳明胃经上的足三里揉一揉，几分钟后，胃痛就会减轻；还有，肚子胀痛时，您直接选大肠经上的天枢穴按一按，疼痛就能缓解。

最关键的一点是做完推拿后，人的精神会非常好。有一次，一个面容消瘦的中年人来找我看病，说自己最近因为工作的关系，压力很大，搞得他现在浑身都是毛病，整天不是这里不舒服，就是那里不痛快，嘴里经常发苦不说，还老唉声叹气，而且晚上翻来覆去睡不着觉，好不容易睡着了，梦又一

个接一个地做，有时候甚至半夜里睡着睡着就惊醒了。

听他说完后，我就给他介绍了一套叫"分阴阳利肝胆"的方法，让他平躺在床上，双腿蜷起来，全身放松，两手放在任脉上，从上胸部开始推起，经过膻中、鸠尾、上脘、下脘、神阙、气海等穴位，最后推到关元穴，连续操作20遍。做完后，用手掌或五指指腹推抹肋部，自上而下推抹10遍。

做完后，他当时就感觉精神特别足。而且心里很舒坦，之前的压力也消减了很多。

这就是推拿的另一个好处——能缓解压力，舒缓情绪，让人精神好。生活中，很多老年人对衰老都有一种恐惧感，老担心自己活不长，结果弄得自己吃饭没胃口，睡觉也不香，白天没精神。如果他能坚持每天给自己做一做推拿，不但恐惧的心理会逐渐消失，人也会变得不爱胡思乱想了，而且越活越有劲。从这方面说，推拿不失为一种保持年轻态的好方法。

我平时虽然工作很忙，但是再忙我也会抽出十多分钟时间来给自己捏捏脖子，推推腿。每天在身上这么"捣鼓"一会儿，就能保持全身的经络畅通、气血调和，所以像腰酸背痛、腿脚无力、头痛眩晕等老年人常见的毛病都离我很远。

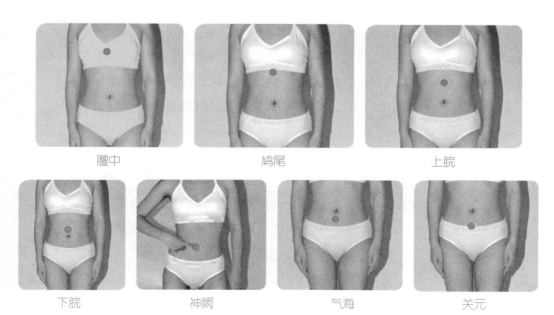

膻中　　　　　　　　　鸠尾　　　　　　　　　上脘

下脘　　　　　　　　　神阙　　　　　　　　　气海　　　　　　　　　关元

推拿有哪些基本手法

　　从古至今流传下来的推拿手法有很多种，在这里，我把我在临床中经常用到的一些基本手法介绍给您。这些手法都特别简单，您学会后马上就能灵活运用到自己身上。

　　一般来说，我常用的手法有按、拿、推、摩、揉、捏这几种。这些手法都具有推穴位、通经络、理筋脉、舒展骨节、散风除湿、温经止痛的效果。您掌握后，可以把这几种方法组合起来，就足够您日常的保健之用了。

按法和推法

　　按法分为指按法、掌按法、肘按法等。但无论是用手指、手掌，还是用胳膊肘来做，都是要在穴位上进行按压、按揉的。

　　推法和按法一样，也分指推、掌推、肘推和分推等手法，就是把手指、手掌和胳膊肘贴在身体上，然后沿直线推动。推的时候，施力要稳、柔和；另外，在推之前，请您先在皮肤上擦点红花油、润肤乳等，免得伤了皮肤。

摩法和揉法

　　摩法和揉法都是将手指、手掌贴在身体某个部位的皮肤上，然后做环状的抚动，只不过摩法不会带动皮肤，而揉法要带动皮肤。另外，每分钟抚动次数在120次以内的叫摩法，一般有指摩法和掌摩法两种。而揉法一般在每分钟120～160次，包括中指揉法、大鱼际揉法和旋揉法等。

拿法和捏法

拿法也很好理解，我们平时坐久了，感觉脖子发僵、发硬的时候，就会习惯性地把手放在脖子上，用大拇指、食指和中指夹住脖子，然后一紧一松地拿捏肌肉，这就是拿法。

捏法与拿法比较像，不过捏法涉及的皮肤面积比较小。"拿"一般指的是抓起比较大的东西，比如说"给我拿一个苹果"；而"捏"一般是指抓起比较小的东西，比如说"把掉在地上的豆子给捏起来"。

除了我上面介绍的这几种手法外，推拿还包括击、压、叩、抖、抹等多种手法，这在生活中一般不常用，因此，我就不多做介绍了。

生病的时候，我们都习惯于求助医生。其实，给自己做推拿就相当于医生给你开方治病。而推、拿、捏、揉等手法就相当于处方里面的药，其目的都是治病调身，只不过一个用的是手，一个用的是中药。

医生给人开方治病的时候，都非常讲究"君、臣、佐、使"，因为各种药材只有这样搭配，药效才能发挥到最大，祛病的效果才更明显。同样的道理，给自己做推拿时，活用各种手法，对症下手，调治疾病的效果就会更快。

为什么把这些手法组合运用到身体上，效果就会特别好呢？举个例子，像肩周炎，也就是我们常说的"漏肩风"，虽然发作时的表现症状是单一的肩膀疼痛、僵硬，实际上，肩膀这一块的皮肤、肌肉、筋骨、经络等都出了问题。显然，只用一种手法来治是不行的。这时，采用摩法可治皮，揉法可治肉，推法可治筋。多管齐下，何愁不能手到病自除！

推拿并不是简单意义上的推和拿

生活中，很多人在做推拿按摩的时候，都是简单地在某个穴位上推一推，或者是按一按。其实，打通经络和穴位不是这么简单地做一做就能达到效果的。

医生给人治病时讲究对症施治，推拿也不例外，所以做推拿的时候，您要根据不同患者的体质来选择不同的推拿手法。

除此之外，做推拿还涉及到了手法的轻重、方向、快慢以及选择治疗的部位等问题。

为什么生活中有那么多的人反映说做推拿按摩没效果，其实不是推拿没效果，而是您使用的方法不对。

手法轻为补，重为泻

做推拿的时候，手法轻能兴奋各大脏腑的生理功能，而手法重则会抑制各脏腑的生理功能。

推拿频率慢为补，快为泻

其实，推拿的频率和手法的轻重是一个道理。推拿的时候，手法频率较快的话，没过多久，被推拿的这一块皮肤就会感觉热辣辣的，这就是血液循环加速的表现，对应的是泻。而使用慢的柔和手法时，手部摆动的幅度小，压力轻，能益气活血，故谓之补。

循经推为补，逆经推为泻

《灵枢》里记载说："手之三阴，从脏走手，手之三阳，从手走头，足之三阳，从头走足，足之三阴，从足走腹。"这说明经络的循行是有方向的。一般来说，向心为补，离心为泻。当您顺着经络的循行方向推拿按摩的时候，多半是补。相反，当您逆着经络循行的方向做推拿时，产生的效果就是泻了。

作用时间长的弱刺激为补，作用时间短的强刺激为泻

道理跟前面的一样，在这里我就不多做解释了。

由此可见，根据疾病的性质来选择推拿的部位，根据患者的病情和体质来采用不同程度的推拿手法、刺激力度以及时间等是推拿养生的关键。

"抓两头，带中间"，全身无忧

平时，我们打扫卫生的时候，通常都是把那些比较显眼的地方收拾得干干净净的，比如说地面、茶几、椅子、床铺等处，但是墙角、沙发和床底等偏僻的角落就常常被我们给忽略掉了。

养生就像在身体上打扫卫生，如果光重视一些大的方面，效果肯定差强人意。我在临床上也发现，不少人使用了我介绍的方法后，身体还是恢复得很慢，原因就是他们忘记清扫身体上的一些"墙角"甚至是"死角"了。

说到锻炼的方法，一般人马上就会想到扭扭腰、转转脖子、扩扩胸等，事实上，这些活动针对的只是身体上的大关节。而我们身体上的小关节也非常重要，比如说手指和脚趾，人体的十二条经脉的起点和终点都在这里。但是在生活中，有几个人没事的时候，会去想到多捏捏指头尖，踮起脚尖上楼梯、走走路呢？

再比如说，一提到按摩，大家马上就会想到去刺激足三里、涌泉等"知名"穴位，但像隐白穴等具有极强养生功效的小穴位又有多少人想得到呢？正是由于很多人长期冷落身体上的这些小穴位，所以尝遍了多种养生方法，也没见到什么明显的效果。

比如说，很多人不经常做手臂的上举锻炼，肩上的穴位就得不到刺激，所以就患了肩周炎；有些人不喜欢做下蹲的动作，结果腿部肝经、肾经上的小穴位就"生锈"了，于是，膝关节就慢慢变得酸疼、无力了。

记住，您身体上的每一个部位（包括穴位），都是帮助我们的"恩人"，你一旦"忘恩"，必对健康不利。

那么，身体上有哪些易被我们忽视的部位呢？除了胳膊和膝关节外，头顶、背部、腰部、会阴、脚踝、脚趾等都是，所以平时养生的时候，您应该抽出点时间来"关照关照"这些部位。

我们之所以会忽视这些部位，原因就是大家不明白这些小部位具有哪些大功能。像现在很多人整天都坐在电脑前，头向前伸，两眼盯着显示屏看，而四肢蜷缩在椅子里，一坐就是大半天，期间，有人甚至连懒腰都没伸过，更别说伸展关节了。时间一长，不出现头发晕、肩膀酸痛等症状才怪。如果每隔1小时，你就把椅子退出来一点，伸直双腿，伸个懒腰，颈椎病、肩周炎等多种疾病基本上就会与你无缘了。

有一次，我回老家时碰到一位放羊的老人。因为时间比较宽裕，我就和他闲聊了几句。当时，我看见老人家放的羊不少，差不多有四五十只，就问他："这么多羊，不好放吧？"老人笑了笑，说："很好放，只要把领头的和最后的那两只羊给管好就成了。"我问他为什么。老人说："领头的羊管好了，它知道去哪儿，就会带好方向。只要把最后一只要掉队的羊给赶上去了，所有的羊就都不会掉队了。"

我听了感触很深，其实，养生治病的原理也是这样。人体上的12条经络有的从头开始，有的从脚开始，有的从手开始，而任督二脉则是从会阴开始。虽然起始点各不相同，但它们有一个共同的特点，那就是起止点都在人体的两头儿。所以调治疾病的时候，您只要把身体两头的穴位都刺激到，穴位所在的这条经脉很快就会畅通了，疗效自然也就比较好。另外，身体这两端的属性是不一样的，一头为阴，另一头肯定就是阳。刺激这两端，就相当于促进了阴阳的交换。中医认为，阴阳平衡就是人体健康的基础。因此，"抓两头，带中间"就能在一定程度上维持人体的平衡，达到全身无忧的目的。

推拿加外治，健康没得说

推拿之所以能治病，是因为它可以打通经络。实际上，中医还有很多外治的方法，比如说艾灸、贴敷外洗、睡药枕等，都可以达到调治疾病的目的。这几种方法各有长短。像做推拿时，您直接选择好穴位，再加上一定的力量，对人体的调理作用就比较直接、明显。而外治法通常是在穴位上贴一种药物，虽然它对穴位的刺激相对弱一些，但药效维持的时间较长。

调治疾病的时候，如果您先用推拿法对穴位、经络进行一番刺激，就能让全身的腠理打开。这个时候，您再用泡脚、贴敷等外治法来协助调理，效果肯定要比单一使用某种方法要好。

在多年的行医过程中，我接触了几十万个病人，每诊治一个，我都推荐他们使用推拿法，并辅以外治法来治。实践证明，这样产生的效果非常好。

有一次，我碰到一名退休的语文老师。他说他脚跟上长了骨刺，也就是骨质增生。每次走路的时候，脚跟就会疼。最让他难受的是，每天早晨起床的时候，只要脚一沾地，他脚跟那一块就像针刺般痛得不行。当时，我先在他的疼痛部位进行按摩，暂时减轻他的疼痛。之后，我让他去买60克川芎，回到家后，把川芎研成细细的粉末儿，撒在麝香虎骨膏上，然后贴在疼痛点上。每天贴1次，每次睡觉前贴上，第二天早上揭掉。7天后，他打来电话说，脚后跟上的疼痛已经大大减轻了，虽然偶尔还有一点点痛，但已经不妨碍走路了。

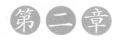

第二章

干什么事都要有身体基础才行

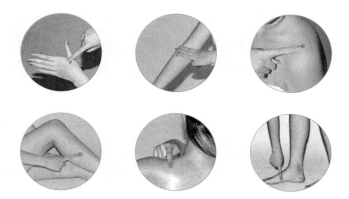

拿什么打好您身体的底子

　　根据多年的临床经验，我琢磨出了一套保健操，您每天练一练，不仅可以帮您舒展全身的筋骨，还可帮您把全身的经络疏理通，让气血在全身游走自如。可以说，这套操是打好身体底子的基础大法。

　　平时，我在给患者诊治的时候发现，一些患有颈椎病的中老年朋友做"米"字操时出现了短暂性的眩晕、头痛；还有些患了肩周炎的朋友，因为胳膊不能抬高，就双手握在单杠上用蛮力往下拉。像这样的锻炼方法，我把它们叫作"暴力锻炼"，因为这样不仅没能锻炼到身体，还会伤及关节、软组织等。

　　有一次，我在全国推拿学会的一个会议上提出了这个问题，得到了很多委员的认可。于是，我就潜心研究了太极拳、八段锦、五禽戏、易筋经等从古至今都有名的养生大法，并结合自己的实践经验，提炼出了一套由八个招式组成的"高氏八段锦"。这套操的最大好处是不直接锻炼颈椎、腰椎、小腿肚等部位，因为那样会引起短暂性的眩晕。另外，人老了以后，由于骨质疏松的缘故，直接锻炼这些部位很容易导致骨折。而"高氏八段锦"这一套操是通过联动关系来带动颈、腰和踝关节的活动的，安全性比较高。另外，它的每一式都可以治一些病。如果您平时身体没啥问题，那就把这套操每天坚持做一遍，胜过做许多别的运动。

　　这套锻炼方法我已经教给了数千名的颈椎病、肩周炎、颈椎间盘突出、腰肌劳损、腰椎间盘突出、骨性关节炎患者，他们练了都感觉效果非常好。

第一式：双臂转肩带头颈

身体自然站立，双脚站立与肩同宽，眼睛平视前方，嘴巴轻闭，深吸气、长呼气约 1 分钟，使全身完全放松。然后，以双臂带动双肩同时进行旋转，先向后转 15 圈，再向前转 5 圈。此后，每星期均向后加转 15 圈，向前加转 5 圈，达到每日双肩向后转 60 周、向前转 20 周为最佳。

这种方法我给它起名叫"双臂转肩带头颈"。它看似只是在锻炼肩关节，其实您在做的过程中，颈部也在跟着有节奏地旋转。并且，双臂同时后转的时候，胸部往外扩；而双臂向前转时，胸部是向内收的，这样就可以调理五脏，理顺三焦。可以说，在无形中，头、颈椎、五脏六腑都得到了锻炼。

此法可治肩周炎、颈椎病。

第二式：手抓七大阳脉经

做完第一式之后，您会感到脖子发热，还微微有点痒，似乎不抓就不痛快一样。这时候，您双腿并拢，眼睛平视，身体自然放松，伸出右手，沿着脖子从上往下抓，左右手各抓 50 次。

这种方法看似简单，实际上抓的却是颈部的玉枕、风府、风池、哑门、天柱、天牖、大椎等穴位。要知道，人体的小肠经、大肠经、三焦经、膀胱经、胃经以及总领一身阳气的督脉都经过您的脖子。这样抓一抓，就可以引

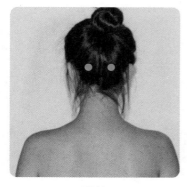

玉枕

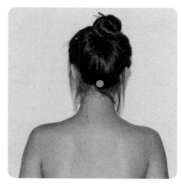

风府

阳气下行，使气血顺畅，头脑清醒。

此法可治多梦、易惊醒、睡眠不香等多种失眠之症。

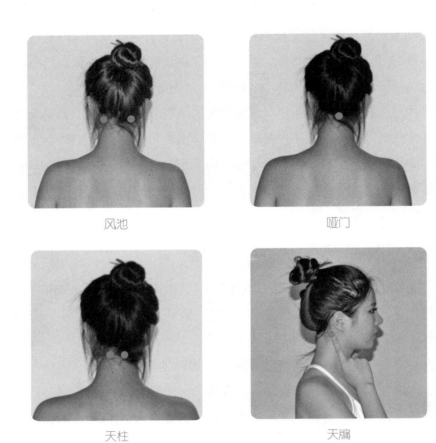

风池　　　　　　　　　　哑门

天柱　　　　　　　　　　天牖

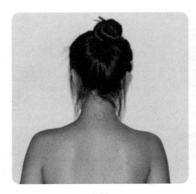

大椎

第三式：轻捋温阳穴，神清气又爽

全身放松，然后五指并拢，从眉心的印堂穴开始，稍用力向上按摩，做的时候力度不要过大。手摩过头发，借助头发的力量刺激头部穴位。此法左右手交替进行，共做100次。

中医认为，头为诸阳之会，精明之府，气血皆上聚于头部。所以这一式可以治头痛、头晕、感冒、健忘等症，每天做一做，能让您神清气爽，思维敏捷。

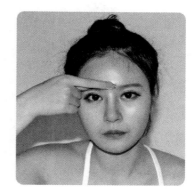

印堂

第四式：甩手丹田与命门

身体自然站立，双腿与肩同宽，然后甩动双手。左手向前甩出，手掌叩击上脘、中脘、下脘、神阙、天枢等腹部的穴位。然后右手向后甩出，以手背击打肾俞、命门等穴位，每天做100次为佳。

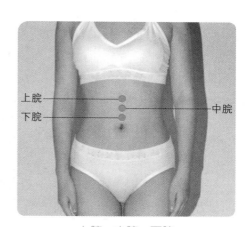

上脘、中脘、下脘

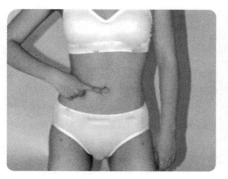

神阙

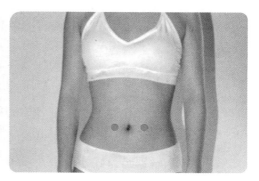

天枢

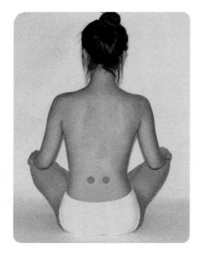

肾俞

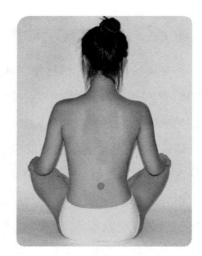

命门

此法可以治腹胀、腹痛、胃痛。需要提醒的是，做这个动作时不要过于死板，甩手的同时身体要略向前倾，这样才能拍打到相应的穴位，身体切不可站得笔直，双臂甩动时不要过于机械。

第五式：脚不离地动全身

双手放在腰部的两侧，叉腰，手心向内，大拇指在前，然后跳迪斯科舞步，脚尖不离地。左右腿每天共跳 500 次。

平时，我们走路的时候，不过是踝关节、膝关节、肩关节在动。但是，如果双手叉腰的话，我们的肘关节、腕关节、指关节就都运动起来了。另外，脚尖不离地，这样，脚趾的趾关节也得到了充分的锻炼。

这种方法可以缓解腰疼、背疼、膝关节炎、踝关节炎等症状。

第六式：不紧不慢往下蹲

双腿自然站立，与肩同宽，做下蹲动作。下蹲时，动作要缓慢，切忌速度快，同时双手放在膝盖上。刚开始的第一个月，每天下蹲 20 次就可以了，然后每月增加 5 次／天，增加至 50 次／天为宜。

每天做一做下蹲，好处可是太多了。它不仅可以活动腿部，还可以刺激脚踝、腰椎、会阴、肛门等多个部位。另外，它还可以刺激足三阳经、足三阴经，甚至是任督二脉。

此法可以缓解腰腿疼痛、关节炎等。

第七式：勾脚锻炼小腿肚

平躺在床上，左腿弯曲，右腿搭在左腿上，然后右脚脚背用力伸出、勾回。做完后，左右腿互换，各做 50 次，然后每只脚每月增加 10 次 / 天，以100 次 / 天为宜。

这种方法看似是在锻炼脚踝部，实际上它也锻炼到了小腿肚。这样可以促进血流的上行，有利于血压的稳定，对于预防静脉曲张、脉管炎等疾病都很有帮助。此法还可以治疗腿脚浮肿、踝关节炎等症。

第八式：平躺弹腿始有神

平躺在床上，左脚抬起，尽量抬高，然后用力向前、向上弹出。此法第一个月左右腿各做 50 次 / 天，然后每个月各增加 10 次 / 天，达到 100 次 / 天为止。

生活中，很多人站在横木前弹腿时，弹几次后，腿就会发软、发麻，有的人甚至还会摔倒在地，这对中老年朋友来说，非常不方便。如果您经常躺在床上弹弹腿，就可以伸筋活络，调理足三阳经、足三阴经，还可以壮腰健肾，治腰肌劳损等，让腿脚变得更有劲。

靠什么走路虎虎生风

——"推擦足心法"和"指推涌泉法"

脚离我们的心脏最远，所以血液到达这里的时间比较长，这也是为什么会有那么多人手脚冰凉的原因。

我虽然有七十多岁了，但是我的脚从来都是热热乎乎的。这得益于我每天晚上的泡脚。几十年了，我每天晚上花在泡脚上的时间都在 1 小时左右。我的孙女才十几岁，用她的话来说就是："爷爷洗脚有个性！"

确实，我泡脚是最讲究的。每天晚上，我都是先用热水泡半小时，然后坐在床上，用下面两种方法来给脚做按摩。

推擦足心法

每天晚上临睡前坐在床上（如果家人帮忙的话可以平躺在床上），然后一只手握住脚趾，用另一手掌或小鱼际在足底部做上下推擦，至足心发热为止。一般情况下，每只脚各推 5 分钟就可以。

指推涌泉法

用一只手的拇指指腹自跟骨前推至涌泉穴，由上而下反复推数次，推至足心发热为止。这个动作要左右脚各推 100 次。

做完这两种方法后，您再找一条 2 厘米长的医用胶带，在上面放两颗王不留行籽，粘在涌泉穴上，点按 1 分钟。晚上睡觉的时候，就让粘在穴位上的王不留行籽留在脚上，第二天早上再把它揭掉。

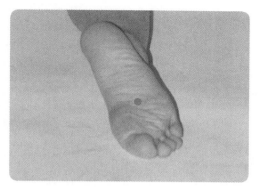

涌泉

对于患有高血压的朋友，晚上泡过脚后还可以按一按脚面上的太冲穴，血压很快就降下来了，百试百灵。我把这个方法教给了很多高血压老病号，他们试过后，都说效果神得很！

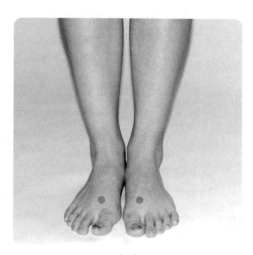

太冲

每天推推背，全身暖洋洋

—— "擦背通阳法"

有一次，我碰到一位大学教师来找我看病。他说："高老师，我平时在书桌前一坐就是四五个小时。时间长了，经常出现腰背酸痛、全身没力、头昏的症状，还隔三岔五地感冒。腰也不舒服，估计是患了腰肌劳损，您看怎么办呢？"如果是腰肌劳损，腰背上会摸到疼痛点，但我在给他检查的时候发现没有。而且，我用手心沿着他的脊柱从上到下划了一下，发现他的后背发凉，这时候我大概知道是怎么回事了。我告诉他："你这不是劳损，是受寒了。你工作的地方是不是有空调？"他说："是呀，我背后的墙壁上挂着个空调，大热天里，凉风从头吹到脚，非常舒服。"我给他做了一次推拿，告诉他："你回家后，每天早晚自己用手在背部上下擦15分钟。"半个月后，他来了，见面就说："高老师，您教给我的是什么方法啊？真灵，现在，我的腰背一点都不痛了。"其实，我教他做的是"擦背通阳法"。经常做一做，能祛风散寒，通督脉，调气血，温通全身阳气。

做之前，您可以先去买一个长柄的保健轮。坐着的时候，用右手握住保健轮在背部的督脉和膀胱经上，上下反复地推，每条经络推上二三十遍，直到感觉背部发热了为止。

您还可以请家人在右手手掌上涂点润滑油，帮您从上背部横擦到腰部，擦上六七分钟。然后从大椎穴顺着脊柱直到尾椎部，再擦上六七分钟。

一般来说，把这两个动作做完之后，您不仅会感觉腰背部的皮肤在发热，就连里面的脏腑也都感觉热乎乎的。

　　不过，您擦背的时候，横擦的频率不能太快，每秒钟两次即可。擦得太快的话，皮肤会一下子热起来，这时候您会热得受不了。另外，要慢慢地用力，将力量缓缓释放出来，热量就会透过皮肤进入到脏腑之中，全身阳气就会被激发出来。

一脏有病，脏脏相连

——久病多虚的"梳理三焦法"

中医常说，"一脏有病，脏脏相连。"清代名医张志聪在《侣山堂类辩·草木不凋论》中也说："五脏之气，皆相贯通。"

当您发怒的时候，肝那一块儿就会隐隐作痛，这是"肝在志为怒"的缘故，另外，除了肝不舒服外，您还会出现心跳加快、气短、吃不下饭等症状。其中，心跳加快是心脏出了问题的表现，气短则是因为呼吸系统受到了影响，而吃不下饭则是胃有毛病了。

有一次，我碰到一个朋友，一看就是久病之人。身体消瘦不说，脸上没有一点光泽，走路时慢吞吞的，说话也有气无力，中间还多次出现停顿。他来找我看病时，我对他说的第一句话就是："你的心和肾脏都有问题，最近是不是经常生病？"他听了感觉很神奇，连连称是。说自己患有糖尿病一年多了，最近去查了一下，没想到心脏、肾脏等器官都出现了并发症。我说："中医讲久病多虚，久病必瘀，这话一点都没错。心、肝、脾、肺、肾的功能看似各不相同，但是关系却非常密切。其中一个脏腑出毛病了，您长时间不去处理，其他脏腑就会受牵连。"于是，我让他每天早晚梳理一下三焦。他每天都坚持按照我教他的方法去做，才几个月的时间，血糖就控制在正常范围内了，而且人也精神了很多。

这个方法怎么做呢？您先躺在床上，然后用手掌面自上胸部推至下腹部，连续操作10遍。

三焦是上焦、中焦、下焦的合称。其中，上焦对应心肺，中焦对应脾、胃、肝、胆，而下焦对应肝、肾、膀胱以及大小肠。因此，梳理三焦就能调理到五脏六腑。

我一个朋友的爱人刚生过孩子。因为一点小事，他们俩吵了一架。结果他爱人的乳房就开始胀痛了，而且也不下奶了。朋友打电话向我请教，我就教了他这个方法。没过几天，他爱人的乳房就不胀痛了，奶也下来了。

您知道吗，水液代谢虽由胃、脾、肺、肾、膀胱等脏腑共同协作完成，但人体水液的升降出入，周身环流则必须以三焦为通道才能实现。因此，三焦水道的通利与否，不仅影响到水液运行的速度，而且也必然会影响到有关脏腑对水液的输布与代谢功能。

如果三焦水道不通，那么脾、肺、肾等脏腑调节水液的功能就会出问题，这时候病就来了。

不仅是三焦，我们整个身体的各个脏腑之间、皮肉筋骨之间都是相互联系、相互影响的。所以当我们身体出现不适的时候，一定要早治，否则就要连累到其他部位了。

第三章

健康要从头开始

——头面部问题的高氏推拿保健方案

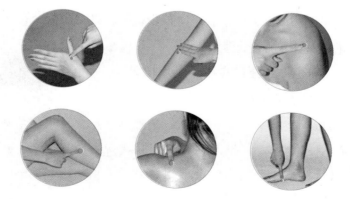

谁说偏头痛治不好

——调治头痛的推拿方

　　一次，有个朋友介绍了个病人过来，说让我给他治治偏头痛。那个人30多岁，到了我这儿之后，就说自己被偏头痛折磨得吃不下饭，睡不好觉，还经常因为一点儿小事，就莫名其妙地大发脾气。最近，他差不多和家里人吵了个遍。他找了很多大夫，做了很多检查，头部CT、核磁共振、颈部彩超什么的都做过，也没查出来什么问题。因为这个偏头痛，他都已经花了1万多块钱了。我看了这个人一眼，发现他面色无华、双眼无神，便问道："你除了头痛外，还有别的症状吗？"他回答说："我经常会有天旋地转般的晕痛，有时候还会感觉全身乏力、心悸、气短。"听他这么一说，我可以确诊他的头痛属于"血虚"之症，是由于气血亏虚导致髓海精血不足，从而引起头痛。我问他平时有没有按摩过头皮。他笑了笑，说："按摩什么呀，我留寸头留了大半辈子，就是图省事儿，所以我平时很少梳头，更别提按摩头皮了。"于是，我就告诉了他一种方法，让他坚持做。

　　1. 坐在60厘米左右高的凳子上，把食指、中指和无名指半拢着，自印堂到神庭上下交替推5遍。

　　2. 从印堂穴开始，分推向攒竹、鱼腰、丝竹空以及太阳穴，然后由印堂推到百会，再由前额部推至前发际神庭穴处，连续操作5遍。

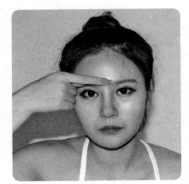

印堂

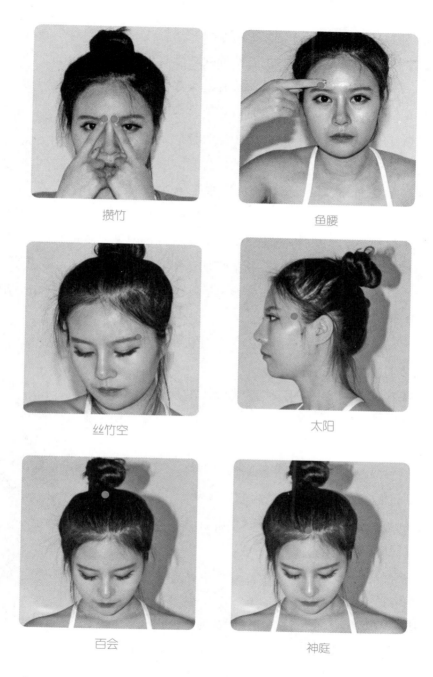

攒竹

鱼腰

丝竹空

太阳

百会

神庭

　　3. 拿五经：用五指分别放置于头部的督脉，头两侧的膀胱经和胆经部位，由前向后用拿法操作 3～5 遍。

　　我当时一边讲解，一边给他做示范。10 分钟后，他感觉头部很舒服。

　　这个朋友回家后按照我说的方法继续坚持做，几个月后，在他又见到我的时候说："高大夫，我现在偏头痛发作的次数越来越少了，这两个月更是一次也没有发作过。有时候，工作稍有点忙，感觉头脑不清醒的时候，就赶紧做做推拿，结果没几分钟，脑袋就清爽、舒服了。"

　　用推拿来缓解偏头痛是很有效的，如果再用下面这个方子来辅助治疗的话，缓解偏头痛的效果会更明显。取牛蒡子 20 克，菊花 15 克，蔓荆子 15 克，川芎 15 克，加入 300 毫升水，先泡上半小时，然后放在砂锅里熬半小时。等水熬到差不多剩下一半儿的时候，把药汁倒出来，然后加入 300 毫升水，再熬至一半儿。最后把这两次熬好的药汁混合到一起，每天早晚各喝一半儿，这样也可以消减头痛。这个方子是我琢磨了很多次，然后由 16 味中草药简化而来的，是我几十年的经验所得，很有用处。

　　除了偏头痛外，很多白领都有紧张性头痛的毛病。对于这种情况，您可以试试我的这招"五指按拿法"。

　　1. 坐在椅子上，用双手五指的指腹按在前发际的一侧，从前额部按拿至后头颈部，每次移动一两厘米。

　　2. 在按拿的同时，五指指肚同时用力向下。当按压处出现酸胀感后，再向后移动。从前额一直按压到脖子后面，每天早晚各做 5 分钟。

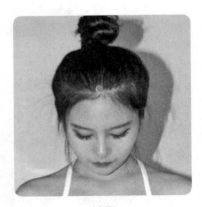

神庭

　　3. 重点点按一下神庭、百会、上星、太阳、攒竹五大穴位。

　　很多人都试过这个方法，用过后都说效果非常好。其中有一个中年人说，他当时就感觉好像是把头上的厚帽子摘掉了一样，非常舒服。

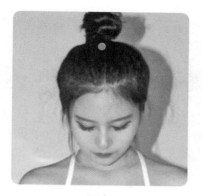

百会

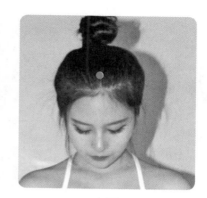

上星

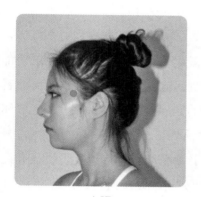

太阳

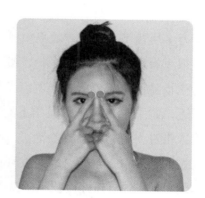

攒竹

怎样才能趁早下"斑"

——除黄褐斑、雀斑的推拿法

我有一个朋友，最近向我诉苦，说他爱人为了除掉脸上的黄褐斑，已经花了两万多块钱了，但一点效果也没有。朋友还说："我感到特别奇怪，她以前脸上很少有斑，也就是这半年，斑才多起来的。我媳妇每天上班前都要用好几种化妆品去遮盖那些黄褐斑。没想到，这一遮不要紧，越遮反而越长越多。最近，她下眼皮处还有眼角上的斑也越来越多了。"我听后说："你改天把你爱人带过来吧，我给她治治。"他爱人第二天就到了我的门诊。一进门，我看到她面色发白，号脉时，还发现她脉象弦细。她告诉我说，最近经常感到身体乏力、心悸、气短。我当时就感觉她可能是贫血了，让她查了个血象。结果出来后，和我想的一样，血红蛋白仅有 8 g/L。我告诉她："你平时要多吃桂圆、莲子、猪肝、枸杞子等补血的东西。另外，我教你一种推拿法，你坚持按摩一段时间，黄褐斑就会褪了。"

这个方法涉及的穴位非常多，感觉好像比较难以掌握。但实际上它操作起来非常简单，说白了就是用手指和手掌的大鱼际在眼睛四周画横躺着的"8"字。具体操作方法如下。

1. 用两大拇指从印堂向上到神庭穴，来回推抹 5～10 遍。

2. 从印堂穴沿眉棱骨分推到太阳穴，推 5 遍。

3. 推抹前额部 3 遍，从睛明穴，顺鼻梁直下进行分推，经承泣、四白穴到迎香穴处反复操作 5～10 遍。

4. 从太阳穴，沿耳前分推至耳门和听宫穴，接着向下推，直推到承浆穴处往返推 5 遍。

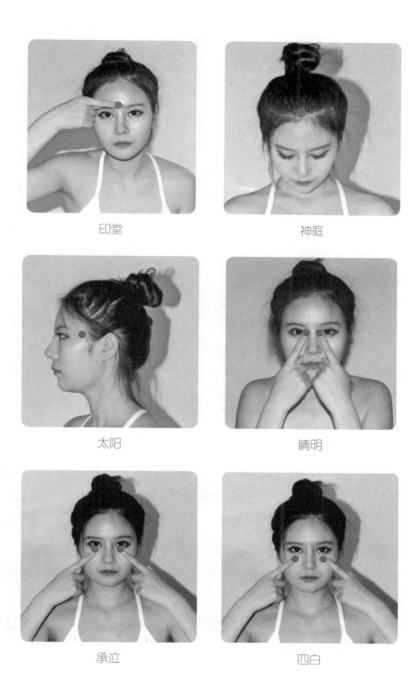

印堂　　　　　　　　　　　　　神庭

太阳　　　　　　　　　　　　　睛明

承泣　　　　　　　　　　　　　四白

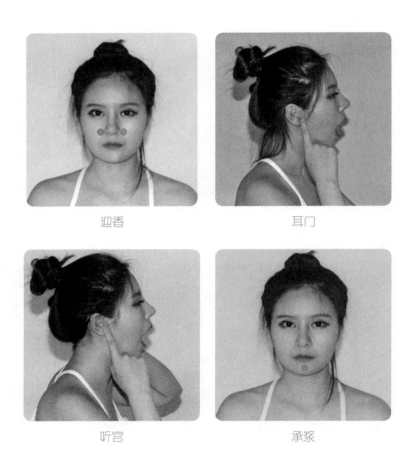

迎香　　　　　　　　　　耳门

听宫　　　　　　　　　　承浆

　　我告诉她，这样按摩完后，最好还要拍拍背，刺激一下背部的心俞、膈俞、肝俞、肾俞、脾俞、三焦俞等穴位。这样可以达到调理脏腑气血、调节内分泌的作用。

　　朋友的爱人回家后坚持练习了两个月左右，黄褐斑就明显减少了。半年后，我朋友打来电话说，他爱人的黄褐斑不仅完全没了，脸上的皮肤也红润光滑了。

　　黄褐斑常常出现在鼻子的两侧、面颊及前额的下部，分布比较对称，因此很多人叫它蝴蝶斑。这种斑，一般多见于中青年女性。

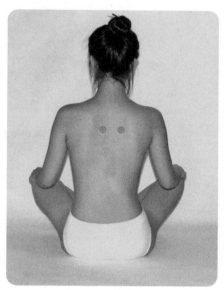

心俞

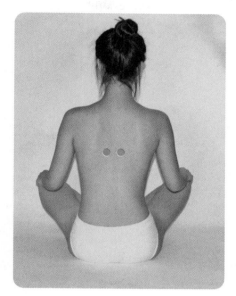

膈俞

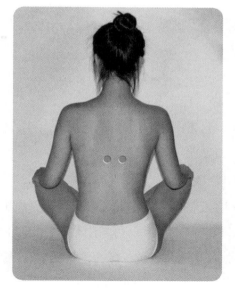

肝俞

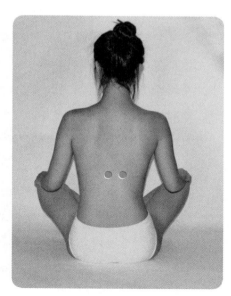

脾俞

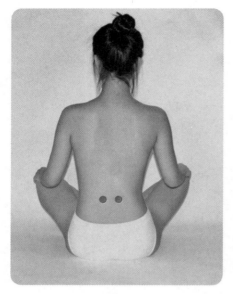

肾俞

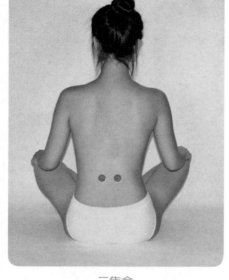

三焦俞

　　除了黄褐斑，雀斑也较常见于女性脸上。雀斑是一种皮肤色素沉着症，有的呈浅棕色，有的呈黑褐色，大多长在脸颊上、鼻翼两旁，尤其是眼睛下面分布较多。它主要由内分泌失调、脏腑功能紊乱或过度的阳光照射等原因导致。

　　无论是黄褐斑还是雀斑，都可以用我介绍的这个方法来调治。其实，黄褐斑和雀斑都谈不上是什么病，但对于爱美的女性来讲，因为直接影响到了自身的形象，它们可能比疾病更让人不舒服。

　　中医认为，黄褐斑和雀斑本质上都跟"肾水不能荣华于上，火滞结而为斑"有关。从中医的角度来讲，头在上为阳，肾在下为阴，如果肾阴不能往上走到脸部去滋润皮肤，内火瘀滞在这一块儿不断熏蒸，人的脸上自然就会生斑。

　　因此，在治疗的时候，除了要推抹脸部来"治标"外，您还要点按背部与肾脏相关联的穴位，这是"治本"。只有标本兼治，才能出效果。很多女性一看到自己脸上长了雀斑、黄褐斑，就一味地涂各种各样的化妆品来遮掩，脸倒是暂时干净了，但这样反而会刺激皮肤，产生更多的斑点。

　　黄褐斑和雀斑既然都是由热而生，因此您在推抹脸部的时候，也可以用鸡蛋清来敷脸。因为鸡蛋清不仅可以清热解毒，还可以除烦去燥。

只留青春不留痘

——消青春痘的推拿法

青春痘因好发于青春期的少男少女而得名，但现实生活中，有些人已经四五十岁了，脸上却仍然长着"青春美丽疙瘩痘"。

这是为什么呢？虽然大多数青春痘都长在脸上，但它接连不断涌现的根本原因却是脏腑的问题。中医认为，青春痘多是由于肺经里的风热滞留在皮肤的毛孔里发散不出去而产生的。有的女性则是因为喜欢吃肥甘、油腻、辛辣的食物，导致脾胃湿热内生，熏蒸于面而形成。另外，在脸上涂各种化妆品引起毛囊口堵塞，这也是引发青春痘的重要诱因。

归根到底，长青春痘就是因为"热阻肌肤"。所以，要想让青春痘从脸上消失，您除了要按摩脸部的穴位以疏通气血外，还要点按背上的几大腧穴，帮助散热。

具体怎么做呢？

1. 用大鱼际轻轻地按揉前额部、面颊部。

2. 用手掌面按顺时针方向摩腹 5 分钟，并点按梁门、中脘、天枢、气海、梁丘穴各 30 秒，再沿足阳明胃经方向轻轻拍打一遍。

3. 用拿法沿手阳明大肠经、手少阳三焦经、手太阳小肠经操作 5

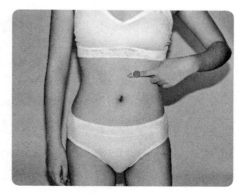

梁门

遍，然后抖抖双臂结束治疗。

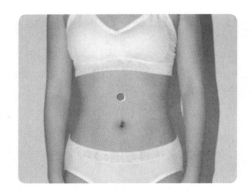
中脘

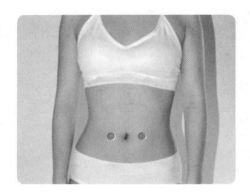
天枢

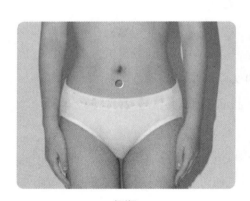
气海

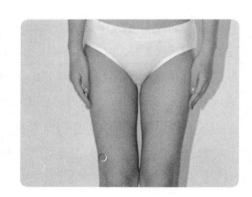
梁丘

我有一个亲戚，都38岁了，脸上的青春痘还冒个不停。于是我就教了她这个方法，她做了一个多月，脸上就干净一大半了。

除了按摩脸部外，我这里还有一个小验方，如果您能每天坚持，效果会更好。

取马齿苋30克，苍术15克，败酱草15克，白芷12克，先用清水浸泡半小时，然后加入500毫升水，熬至只剩250毫升水的时候，把药汁倒出来，再加入500毫升水熬成一半儿。将两次熬的药汁混合后，早中晚各洗脸一次。每次洗脸的时候，在温水里倒入药汁的1/3即可。

　　马齿苋性寒，入心、肝、脾、大肠经，可以清热祛火；苍术有消除红肿的作用，所以它能消减痘痘长出后产生的红肿；败酱草，《本草纲目》中说它有"清热解毒，祛瘀排脓"的功效；白芷能"消肿排脓，通窍止痛"。因此，这四种药材组合起来运用，就是一个祛脸上痘痘的绝妙方案。而且，这个方子不仅可以对付已经长出来的痘痘，它也能很好地预防痘痘的产生。

　　很多人都觉得青春痘非常难治，即使暂时治好了，过不了几天，它们又会像雨后春笋一样冒出来。我介绍的这两种方法，可以说是标本兼治。您只要照着我说的方法坚持做一段时间，很快，您的脸上就会干净光滑，光彩照人。

让人永远猜不出您的年龄

—— "三步除皱法"

生活中，我看到一些人才 40 岁出头，额头之间就长了川字纹。但是有很多人 60 多岁了，面部仍然光滑，如果不笑，脸上很少能看到皱纹。

您知道这是为什么吗？其实，皱纹也分真和假。很多中年人脸上的皱纹就是假的，您只要注意调理，是可以消除的。

有一次，一位 30 多岁的女士因为腰痛来找我看病。在治疗的时候，我发现她的脸上竟然起皱纹了。我就问她平时是怎么保养的，没想到她说："我也不知道怎么回事，没法子，可能是自然衰老吧。"我告诉她："你现在脸上长的皱纹是假的，但是你要不管，它就变成真的了。"她听了很诧异，嘀咕了一句"皱纹还有真假之分"后，赶忙向我请教消除之法。于是，我就教了她一种"三步除皱法"，并告诉她，每天早晚涂完润肤霜后，用这种方法进行按摩，不仅可以除皱纹，还可以使皮肤变得细腻。

这个方法虽然涉及的穴位比较多，但操作起来很简单。

1. 先揉按阳白、印堂、睛明、太阳、瞳子髎、四白穴各 1 分钟。

2. 用五指指端从前额部开始揉起，经太阳、四白穴到两面颊部，最后到达地仓、承浆穴处，往返操作 5 遍。

3. 用大鱼际按揉前额部及两面颊，上下往返操作 6 遍。到这里整套动作就结束了。

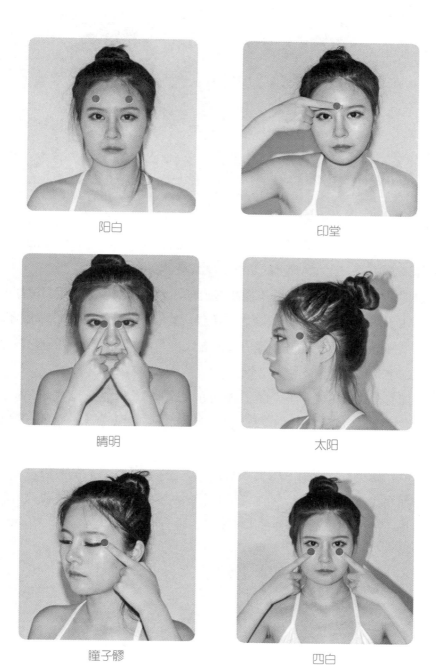

阳白

印堂

睛明

太阳

瞳子髎

四白

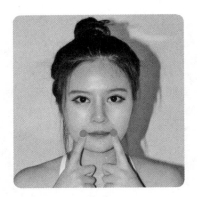

地仓

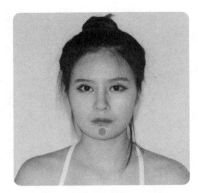

承浆

半个月后，这位女士又来到了我这里，但是这一回不再是为了治病，而是专程来道谢的，因为她脸上的皱纹明显减轻了。

说到真假皱纹，真皱纹就不用我多说了，大家都知道那是岁月流逝的痕迹。而由于习惯性表情、肌肤缺水、工作压力、不规律的生活、睡眠不足，甚至是减肥导致皮下脂肪减少等引起的皱纹多是假皱纹。反映在脸上就是一条一条细小的皱纹，也被称为"干纹"。

中国有个成语叫"弄假成真"，意思是说，本来是假的，结果却弄成真的了。假皱纹也是如此，如果你没有认真对待它的话，时间长了，它就会变成真皱纹了。

所以，您一旦发现自己脸上开始有一条一条细小的皱纹的时候，就一定要好好使用我在本文中教给您的"三步除皱法"。另外，这方法不仅只对假性皱纹管用，每天做一做，即使是真的皱纹，也会消失不少。

｜ 眼睛有神人不老 ｜

——眼睛干涩、疲劳的推拿调理方

近几年来，我在门诊上碰到的患眼病的朋友越来越多。大多数人都跟用眼过度有关，有的人是天天对着电脑看，有的则是一天到晚盯着书本看。

我的朋友老郑就是一个典型的例子，他退休后在家闲得无事，就迷上了拉二胡，整天盯着乐谱练习。结果，没过多长时间，他看东西的时候，眼前昏花一片，眼睛还经常胀痛、干涩，人也有点健忘了，他自己也感觉记忆力越来越差。有一次，他特意去医院做了检查，结果也没有发现什么问题。医生只是告诉他，这是眼睛疲劳引起的，要多注意休息。但是他休养了一阵子后，眼睛还是照样酸痛，看不清东西，所以他就找到我这里来了。

原来，老郑每天早晨和傍晚都有去公园里练习拉二胡的习惯，这两个时间段，光线本来就不好，他又是刚学，记不住谱，所以眼睛就紧盯着乐谱看。每天这样看上两小时，眼睛不累才怪。我告诉他："你的眼睛没什么毛病，就是用得过度了。看乐谱的时候，谱子不要离太远，也不能在光线太暗的地方拉。另外，我这里有一套眼保健操，你试试吧。"

方法是用两手中指指端按揉风池穴 100 次，然后用食指指腹边缘刮眉弓及上眼睑、下眼睑，连续操作 10 遍。最后用中指指端按揉耳后的翳明穴 200次，并捏揉两侧耳垂各 1 分钟。

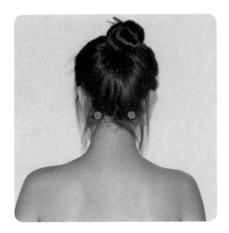

风池

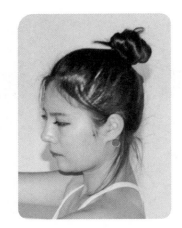

翳明

我教他的时候，他说："前面三个步骤我都可以理解，但是捏耳垂对缓解眼疲劳有什么用啊？"我笑着告诉他："耳朵的形状就像一个胎儿，而且，人体所有的器官在耳朵上都有对应穴，而耳垂上的穴位对应的就是眼睛。捏捏这个穴位，就相当于是在做眼保健操了。"他回家后照着我说的坚持做了，也就试了两三天，他眼睛疲劳、干涩的症状就消失了。

其实，造成眼睛疲劳、干涩的原因有很多。除了前面说到的原因外，看书或写字的姿势不对也是原因之一。另外，中医认为，"肝藏血，开窍于目，目得血而能视"。如果长期肝血不足或长时间用眼就会伤血，眼睛就会失去濡养而干涩、疲劳。

在这里我要强调一点，做上面这套眼保健操的时候，您一定要事先把双手洗干净，否则，手上的细菌会造成眼部感染。

| 头发黑亮不求人 |

—— 高氏推拿养发法

很多女性都希望自己拥有一头乌黑柔顺的长发，这不仅能体现女性的柔美，还是健康的表现。

那用什么方法保养头发最好呢？我觉得是推拿。如果经常按照我介绍的方法去做，您的头发不仅会黑亮、柔顺、不分叉，而且已有的白发还会渐渐转黑。

具体做法如下。

1. 双手手指从前额发际开始，沿头部的督脉按揉至枕后发际，然后按揉头顶两侧的头皮至整个头部 3~5 分钟。

2. 用双手掌面搓揉头发，先搓一侧，再搓另一侧，连续搓 2~3 遍。做完后，双手抓住头发轻轻用力向上提拉，所有的头发都要提拉 1 遍。

3. 用双手手指像洗头一样搓揉头发进行干洗头，时间为 2~3 分钟，并按拿头部 5 遍，直到有酸胀感产生。

4. 双手四指并拢，用指端叩击整个头皮 2 分钟，并点按百会、角孙、风池穴各 1 分钟。

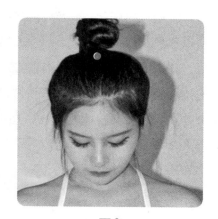

百会

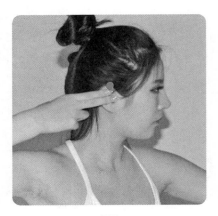

角孙

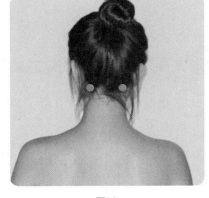

风池

　　除了要多做上面的动作之外，您平时还要多用木梳梳头，每天梳 3 次，每次 5～10 遍。

　　曾经有位 32 岁的女士，因为要考注册会计师，整天学习，压力很大，结果每晚都睡不好觉，头发枯黄没有光泽不说，还掉得很厉害。她来找我治疗的时候，我把上面提到的方法教给了她。她坚持做了一个月，头发又恢复到从前的黑亮茂密了。

　　当然，要想头发乌黑柔顺，光是做推拿还是不够的，您还得好好补养肝肾。古人说"发为血之余"，意思是说头发的生长与脱落、润泽与枯槁都依赖于肾脏精气的充衰，以及肝脏血液的濡养。人在青壮年时期，肝的气血充盈，所以头发长得快而且有光泽。而当人到了年老体衰的时候，毛发会变白、脱落，其直接原因就是脾胃提供的营养不足了。

　　那怎样才能预防头发变白呢？您可以常吃紫米、黑豆、赤小豆、青豆、红菱、黑芝麻、核桃等食物，乌鸡、牛羊肉、猪肝、甲鱼、深色肉质的鱼类以及胡萝卜、菠菜、紫萝卜头、紫甘蓝、香菇、黑木耳等深色的食物也要多吃。

　　在这里，我还要介绍给您一个可以黑发亮发的方子：何首乌、核桃仁、黑豆、熟地黄各 300 克，研成粉，和在一起调匀。每天早晚各吃两匙。吃上一段时间，您就会发现头发越来越柔顺，越来越乌黑发亮了。

聪明何必"绝顶"

——"五指梳理法"防脱发

　　有一次，我回老家探亲，有个人慕名前来找我看病。他一进门就说："高叔，这半年多来，我的头发掉得特别厉害。现在我都不敢洗头了，洗一次，盆里面黑漆漆的都是头发。我感觉自己离秃顶不远了。我也试过很多方法，往头上抹药水儿，吃增发的药片儿，都不管用。现在，我就差没有戴假发了。"我一看他的头顶，头发是挺稀的。我问他："你有没有想过，为什么人掉头发的时候都是掉头顶上的，而脑袋后边和周围的头发却不掉呢？而且，为什么人越老，胡子反倒长得越旺、越快、越长吗？"

　　他摇了摇头，说自己没想过。

　　我笑着告诉他："其实很简单，生命在于运动，头发也是有生命的。胡子为什么不会掉？因为人每天吃饭的时候，嘴巴周围的肌肉都在运动，即使不吃饭，嘴巴隔上几分钟也要动一两下。而脑后周围的头发为什么很少掉？因为我们的脖子在不停地转动，这就带动了脑后周围的神经、血管等。《易经》告诉我们，动则生阳，静则生阴。由于运动，脑袋四周一直存在着阴阳交换，血液循环一直很顺畅，头发没有失去濡养，当然就不会枯萎脱落了。"他听完后说："高叔，我以前一直以为掉发、脱发是很复杂的原因引起的，没想到道理这么简单，但我要怎么锻炼头部呢？"我说："我教你个简单的方法吧，虽然操作简单，但你一定要坚持做！"

　　方法是每天晚上睡觉前或早上起床后，坐在床上，把手贴放在头上。然后五指伸直分开，从前发际向后颈部进行梳理。这个动作可以双手同时进行，也可左右手轮流进行，重复操作60遍。然后把五指分开，双手同时按揉头部，从前到后按揉 3 分钟。

在我们的头上有几十个穴位，您如果按揉到感觉酸、麻、胀的地方，那就是穴位的所在，可以多按几次。

另外，我还推荐给他一个防止脱发的小验方：选何首乌、生地黄、黄精各 3 克，冰糖适量，每天冲水泡茶喝。这个方子对于促进头发的生长也有很大的好处。

半年后，我再次回老家的时候，忽然想起那个脱发的乡亲，就向家里人打听他现在的情况。家人笑着说："好多了，头发长出来大半了。人家来咱家找过你五六次，说要当面感谢，你都没回来。"

中医常说，头为诸阳之会，凡五脏精华之血、六腑清阳之气都要上行到头顶并在这个地方汇集。因此，头顶对于我们的健康来说，可谓至关重要，但在现实生活中，这个部位却常常被人所忽视。女性还好一些，每天都要梳头。但大多数男性就很少有梳头的习惯，这也是男人脱发的概率比女人高的原因。

另外，经常从事紧张、复杂脑力劳动的人，精神压力大，大脑消耗的能量也比其他人多，脱发的可能性也比较大。

其实，这个"五指梳理法"不仅可以治疗脱发，它对预防脱发、头痛、神经衰弱、睡眠不好等都非常有效。

如果您嫌用手指梳太累手，也可以用梳子梳。现在市面上，梳子的种类有很多，但我认为牛角梳的功效是最棒的。《本草纲目》中记载："牛角，酸咸、清凉、无毒。"所以，每天清晨用牛角梳梳头百十次，在接下来的一整天里，你都会头脑清醒、思维活跃。如果您在晚上用牛角梳按摩头部，它凉血解毒的药性能缓解人的紧张和疲劳情绪；而老年朋友经常用牛角梳梳头，还可以预防头痛，让人精神焕发。

有一次，我下乡到驻马店一个镇上去义诊的时候碰到一位老太太，她已经 89 岁了，双眼炯炯有神，头发银白发亮。我问她是怎么保养的。她说自己家里有一把牛角梳，她每天都要梳上 15 分钟的头。

每天抽点时间重视一下头顶这个常被自己忽视的末端，您就会少了很多不必要的烦恼。

谁说老来多健忘

　　很多人上了年纪之后，总爱忘事儿，这边嘴里还刚念叨着今天要干什么，结果扭个头就忘光了。

　　我以前就碰到过这样一个人，才 56 岁就有健忘的毛病。他说家里开了个饭店，从 20 年前，饭店开张的那一天开始，他就没休息过一个星期天。中间有一次，他突然因为心脏病发作住了一次院。回来后，他就彻底把生意交给孩子们去打理了，自己什么事都不做。没想到这一放松，他就开始变得"糊涂"起来了，忘性特别大。有时候和邻里们一起搓麻将，手里明明拿的是五筒，结果打出来的时候，嘴里却喊成了"五条"。在孩子们的强烈要求下，他来到了我这里。我告诉他，先用两手的拇指和中指交替从印堂穴直推至发际，总共进行 10 次；再由发际直推至百会穴，做 10 次；按压百会穴 3 个呼吸时长，如此为 1 遍，做 3～7 遍。

　　印堂穴很好找，就在两眉头之间的中点上；百会穴也不难找，位于头部，在两耳尖连线的中点处。

　　同时，我还让他去药店买丹参、石菖蒲各 50 克，茯苓、五味子各 30 克。把这些药加清水适量，煎煮 30 分钟，去渣取汁，与 2000 毫升开水一起倒入盆中。先熏蒸，等水温适宜的时候，再来泡脚，每天早晚各 1 次，每次熏泡40 分钟，15 日为 1 个疗程。这个方子可以健脑益智，安神通窍。

　　后来，这个老先生按照我说的去做了，没出 1 个月，他就和他的儿子来感谢我了。老头儿笑着说，自己现在记忆力比以前好多了，精力也非常旺盛。而且，他现在又重新开始学烹饪了，说是想把饭店的品质再提升一个档次。

让"一窍不通"这种事不再发生

——鼻炎的推拿调理法

一到春天，鼻炎的发病率就特别高。每天因为鼻子发痒、打喷嚏、流鼻涕等症状来找我治疗的人就有十几个。

记得两年前，一位母亲带着 16 岁的孩子来找我看病。她说，孩子在一次重感冒后就患上鼻炎了。因为鼻子不透气，孩子夜里睡不好觉，白天脑袋也昏昏沉沉的，记忆力也不如以前好了，学习成绩直线下降。今年孩子读高二了，是关键时期，要是不把鼻炎治好，麻烦就大了。我听完后，问那个孩子，鼻子是怎么不透气的。他说，奇怪得很，白天的时候，鼻子也通气。但是一到晚上，他躺在床上想睡觉的时候，要是往右侧偏躺着，鼻孔就左边透气，右边不透气。翻到左边后，就变成左边鼻孔不透气，右边透气了。听到这，我心里就有八九分把握了。而当我看到这孩子的鼻黏膜呈暗红色，下鼻甲肿胀，表面却光滑有弹性的时候，我就知道他这是慢性的单纯性鼻炎了。于是，我就告诉这个孩子，让他每天坚持按照我说的去做，鼻炎很快就会好。

怎么做呢？

1. 用双手中指指端按揉鼻两侧的迎香穴 1～2 分钟。

2. 用食指或中指指端在鼻通穴处按揉或顶按 1 分钟，有通窍利鼻的作用。

3. 用中指或拇指指端按揉印堂穴 1 分钟，再用中指面擦热鼻两侧，来回摩擦 50 遍，做的时候要注意，手法可以轻一些，不要擦破皮肤。

4. 按揉风池、大椎穴各 1 分钟，并在大椎穴附近用擦法操作 10 遍，使之有温热感。

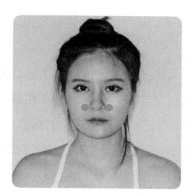

迎香

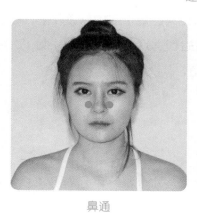

鼻通

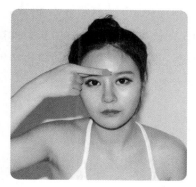

印堂

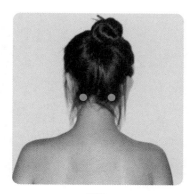

风池

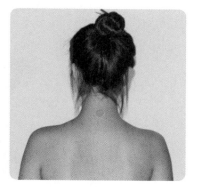

大椎

　　三个月后，这个家长就打来电话跟我说："孩子的鼻炎好多了，是不是不用继续按摩了？"我告诉她："仍然要坚持，最好是坚持 1 年以上，这样，孩子的鼻炎才会完全好。"后来，这个家长又告诉我说孩子已经考上大学了，多亏了我治好了他的鼻炎。

很多人都有鼻炎史，而且还经常感冒、肚子胀。为什么一旦患了鼻炎就会出现鼻子不透气的症状呢？其实，根本原因不在鼻子，而在于你的肺气不足，肺气没有足够的力量上行把滞留在鼻窍里的病邪冲走。

再往深处想一想，为什么您的肺气不足呢？您为什么很容易就得感冒了？这说明您体质较差。中医说，脾为生气之源，肺为主气之枢。脾脏功能比较差，就容易出现肚子胀满、消化不良等症状。

另外，您也可以取苍耳子50克，研成末，敷于双侧鼻通穴上，每个穴位上用0.3克就可以了，然后用双手食指按揉几分钟。每24小时换一次药，每天坚持做一做，调治鼻炎的效果也特别好。

除掉嗓子里的异物

——慢性咽炎的推拿调理法

　　现在，已经有越来越多的人加入到了慢性咽炎的队伍中。说起来，这种病也不是什么大病，但它严重影响了人们的生活。很多人慢性咽炎发作的时候，都会感觉嗓子里干痒难忍，总想咳嗽，有的则会感觉嗓子里有什么东西一样，老不自觉地清嗓子。

　　有一次，省报一个记者来采访我的时候，不停地清嗓子。我问他怎么回事，他就说到了自己的慢性咽炎。他说："我整天让这咽炎给闹得难受。每天早晨一醒来，嗓子就发干发痒，还总感觉嗓子里有异物。而且，我的味觉也有些下降，再香、再好吃的东西，到我嘴里就变得没一点味儿了。"我笑了笑，说："你每天按照我说的去捏捏脖子，不出两个月，你的这些问题就能缓解。"

　　接着，我边给他做，边把方法和步骤告诉了他。

　　1. 用拇指或中指螺纹面按揉廉泉穴及其两旁2分钟。

　　2. 用拇指和食指揪捏咽喉部的皮肤1～2分钟，使局部皮肤发红、充血，咽喉部有热感为宜。

　　3. 用拇指面从后项部向下推到大椎穴处，推20～30遍，并将右手的大拇指和中指放在风池穴上，一紧一松地提拿风池穴10次。

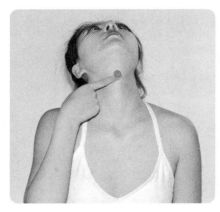

廉泉

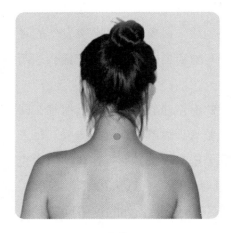

大椎

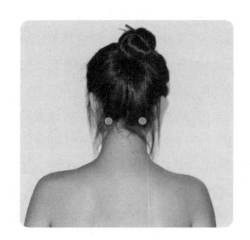

风池

　　我给他做完之后，他当时就感觉嗓子里面像用扫帚扫过一样，清爽多了。两个月后的一天，这个记者又来了，他手里还拿着一份报纸。我一看，我给他治疗慢性咽喉炎的事情让他写成文章发表在报纸上了。他还连连道谢，说我医术高明。

　　以前，慢性咽炎在生活中并不常见，但近年来，它的发病率却在逐渐上升。而且，很多人的咽炎在急性期没有好好治，结果转成了慢性咽炎，反复发作，难以治愈。

中医认为"咽为胃之关，喉为肺之门"。这句话的意思是说，咽部是胃的关口，而喉是肺的大门。这关口和大门有什么作用呢？那就是把一些邪毒都关在门外，不让胃或肺出事。因此，当风寒等邪气入侵人体的时候，首当其冲的就是咽喉，所以咽喉一不舒服，您就要引起重视，并及时地采取治疗的措施。

我上面介绍的这个方法，除了可以治疗慢性咽炎外，对缓解嗓子的很多不适，比如声音嘶哑、肿痛等症状，效果都很好。所以如果您是教师、售货员、讲解员、导游等职业用嗓者，就可以用上面的方法进行日常保健。

另外，如果您出现了嗓子肿痛，连说话都困难的现象的话，就可以用下面这个方法来调治：先用大拇指把两手上的鱼际穴给揉上60次，再揉大椎穴60次。然后，晚上睡觉前，把30克山豆根捣烂后，贴在鱼际穴和大椎穴上，用胶布封好，第二天揭掉。

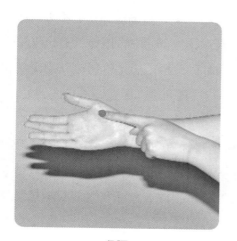
鱼际

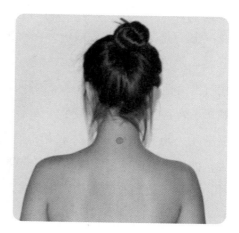
大椎

鱼际穴是手太阴肺经上的穴位，有清肺火的作用；大椎穴是泻热之要穴，而山豆根能清火、解毒、消肿、止痛。所以用这个方法来治嗓子肿痛，效果也非常好。

做自己的牙科保健医生

——固齿推拿法

　　都说牙疼不是病，疼起来真要命！很多人一出现牙疼，就手足无措，不知道怎么办才好。其实，学会我介绍给您的这几招护齿推拿法，您就可以成为自己的牙科医生了。

　　有一次我过生日，在饭店定了个桌，期间，我给侄子打了个电话，让他也过来吃饭。他听了连连推脱，嘴里不停地说"不"。我问他为什么不去。他说："叔，您不知道，我最近牙疼得厉害，看见什么都想吃，就是一点也吃不下去。尤其是吃那些冷、热、酸、辣东西的时候，牙齿更是疼得难以忍受。"我就告诉他，首先用拇指螺纹面或食指和中指按揉面颊部5遍，再点按下关、颊车、合谷三个穴位，每个穴位半分钟。如果是上面的牙齿疼，就用拇指端逐渐用力点按病侧的下关穴和颧髎穴，每个穴位30秒钟，直到有酸胀感产生；如果是下面的牙齿疼，就取患侧的合谷穴、颊车穴，每个穴位点按30秒钟，也是点按到有酸胀感产生为止。最后，用掌根或大鱼际在面部回旋揉动3～5遍。

　　我在电话里给他指点着穴位，他试着按了按。几分钟后，我就接到他的电话，他说："叔，疼痛轻多了。我后天晚上一定去给您祝寿。"到了我过生日那天，侄子去了，他告诉我说，疼痛已经基本消失了。

　　中医认为，牙痛有虚实之分，实痛多因胃火引起的，而虚痛多为肾虚所致。无论是因胃火还是肾虚引起的牙痛，用我介绍的方法去治，都能收到很好的疗效。

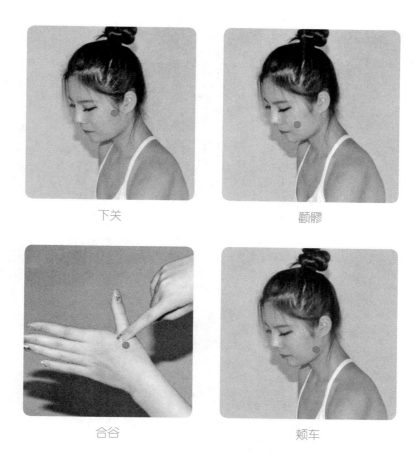

下关　　　　　　　　　　　　　　　　颧髎

合谷　　　　　　　　　　　　　　　　颊车

　　上面的方法对缓解牙疼效果比较好。您平时每周按摩两三次，每天早晚再坚持叩齿两次，每次 2 ~ 3 分钟。吃完东西后，养成净口的习惯。

　　对于年轻人来说，牙痛也就是当时疼痛难忍而已，但是对于中老年朋友来讲，如果没有一口好牙，牙周经常疼痛或者牙齿松动了的话，就会对他们的饮食造成非常大的影响，肉也不能吃了，坚果类食物也咬不动了，这样一来，就会出现营养不良，肌肤也会变得枯黄没有光泽。

　　而推拿可以促进牙龈、牙槽和牙髓的血液循环，是防止牙床过早萎缩的保健方法。可以用拇指或中指指端按揉面部及下颌部的下关、颊车、地仓、迎香、承浆、兑端等穴位，每个穴位按摩 20 秒钟。然后用消过毒的棉纱布裹住食指，再蘸点盐水按摩牙龈，每次 5 ~ 10 分钟。除此之外，每天清晨早起后和晚上睡觉前都要叩齿 100 次。这个方法非常简单，不仅可以预防牙龈疾病，还可以美白牙齿。

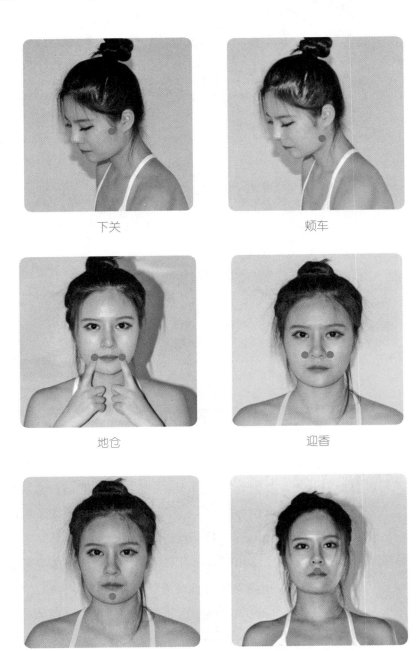

下关

颊车

地仓

迎香

承浆

兑端

中医常说"齿为肾之余",单从补肾固齿这方面来讲,我这里还有一个小验方,对坚固牙齿也非常有效。选熟地黄 25 克,山茱萸 20 克,枸杞子 20 克,山药 15 克(这里讲的山药是药店里卖的干山药,不是平时街上卖的新鲜山药)。把它们加入到 400 毫升水中,熬上半小时,熬到只剩约 200 毫升水的时候,把药汁倒出来,再加入 400 毫升水,又熬成 200 毫升。最后,把两次熬好的药汁混在一起,每天早晚各服一半。

其实,我觉得每个老年朋友都应当把这个方子记下来,这样就可以有效地保护牙齿。我自己就是这样做的。记得四十多岁的时候,有一次,我牙痛得厉害,整个右腮帮子都肿了。虽然吃了一些药,做了做针灸,几天后牙痛完全好了,但那次疼痛让我刻骨铭心。从那以后,我就每天坚持用上面的这个方法来按摩牙龈,叩齿更是不可少,有时候每天早晚还要各做到 200～300 次。到现在,已经过去快 30 年了,我的牙再也没有痛过。而且所有的牙齿仍然都在"坚守岗位",吃肉、啃排骨一点问题都没有。

我这里还有一个小方法可以治牙痛。用棉球蘸 75% 酒精塞耳朵,哪边疼就塞哪边,这样也可以很快地减轻疼痛。

头晕眼花，一推了之

古代人创造了一个成语叫"头晕眼花"，这个成语简明地概括出了眩晕的基本症状。其实，眩晕的"眩"字就是眼花的意思，而晕指的是头晕。眩晕发作起来天旋地转，症状轻的，闭上眼睛休息一会儿就好了。症状重的，连站都站不稳，而且时重时轻，反复发作，稍不留神，人就会栽倒在地上。

我曾经治疗过一个朋友，40多岁了。他一见我就说："我这头晕得太厉害了，走路的时候，人就像坐在船上一样，站也站不稳，眼睛也看不着东西，还恶心呕吐。"在详细询问后，我得知他除了上面说的这些症状外，还伴有全身乏力、心慌、面色苍白等症状。

于是我就告诉他，眩晕是由气血不足，营养不能充分地濡养大脑所致。平时多表现为头晕旋转、两眼昏暗、恶心呕吐，甚至是昏眩欲倒、全身乏力、心慌、面色发白等症状。

当然，还有的人在发怒的时候也会产生眩晕感。这是由于肝火上升，肝阳上亢，上扰大脑清窍。这种人一般会有腰酸腿软、头晕、耳鸣、五心烦热、精神不振等症状。

无论是气血不足也好，肝火上炎也好，这都说明眩晕不仅仅是头部的问题，它还跟五脏有密切的关系。因此，您在治疗眩晕的时候，就不能光在头部想办法。头面部的推拿按摩虽不可少，但按摩腰背上的穴位也是免不了的。

如果您有类似的症状，不妨按照我下面所说的方法做一做，坚持做上一段时间，就可以收到意想不到的效果。

1. 头面部操作

（1）坐在椅子上，用抹法抹前额到太阳穴（见 P41）3～5遍。

（2）拿五经，用五指在头部的督脉、膀胱经、胆经的循行部位，从前头顶拿到枕部，连续操作 5 遍。

（3）用双手十指指端轻轻叩击头部 3 遍。

2.腰背部操作

（1）站立位，双脚分开和肩同宽。然后用双手手面交叉拍打肩部（右手拍左肩，左手拍右肩），左右各拍 30 次。然后用双手的手背交叉叩击腰骶部，先叩击一侧再叩击另一侧。

（2）用手掌的掌根推腰部两侧的膀胱经，以腰部感觉温热为宜。

这个朋友坚持做了一个疗程后，眩晕很快就消失了。

当然，如果您眩晕的症状不太严重的话，也可以用十指梳头、用手掌摩腹 5 分钟，再按一按内关、曲池、合谷穴，每个穴位 1 分钟。最后用手掌擦涌泉穴（见 P21），直到有温热感产生，这样做缓解眩晕的效果会更快一些。

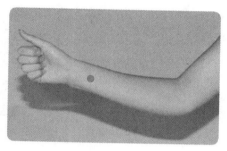

内关

对于很多朋友，尤其是中老年朋友来说，预防眩晕显得非常重要，因为突发性眩晕很有可能会让人突然栽倒在地，甚至危及生命。这话并不是在吓唬人，我曾在报纸上看到一个年轻人，因为一连玩了将近 20 个小时的游戏，站起来后就感到头晕，身体晃了几下后，栽倒在地上就不省人事了，送到医院后，人也没抢救过来。

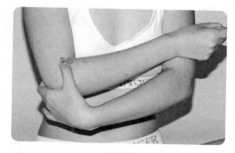

曲池

除了上面说到的推拿方，我这里还有一个简单的小验方也可以缓解头晕症状。选天麻 90 克，钩藤 60 克，菊花 60 克，装到你平常睡的枕头里面，做成个小药枕。每天晚上闻着药香入睡，对调治眩晕也很有效。

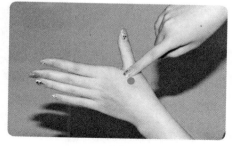

合谷

口眼㖞斜的推拿调治方

    有一次，一个朋友来我这里看病的时候说："我新买了一辆车，带着家人去兜风的时候，一路上，我都开着窗，凉风刮在脸上，很舒服。但回来后，我就感到左侧脸发麻发木，当时也没在意，没曾想晚上就成这样了。左半边的脸都不能动，不能皱眉头、鼓腮，嘴还有点歪，吃东西的时候好像味觉也减退了。"

    我告诉他，这种口眼㖞斜的毛病其实就是面瘫，生活中很常见。发病的时候，一侧的面颊就像结了冰一样，无论大脑怎么发出指令，它就是不听使唤，动不了，现代医学称这种情况为面神经麻痹。

    一般来讲，这种病发作得比较突然，我在询问病情的时候发现，很多人都曾经受风或着凉过。刚开始的时候，一侧的面部、耳后乳突等处有疼痛、板滞、麻木感，紧接着就会出现面部表情肌瘫痪，不能做蹙额、皱眉、耸鼻、露牙齿、鼓腮等动作。当然，最明显的表现莫过于嘴㖞眼斜，吃饭的时候，食物容易嵌在患侧的牙齿中。

    其实，生活中也不是每个人都会因为吹一吹凉风就会面瘫，它产生的根本原因在于正气虚弱，风寒等外邪容易乘机入侵人体，导致肌肉纵缓不收而发病。正气总是不足，面瘫就会反复发作。打个比方说，人体的正气就像一团火，当正气充足、火气较旺的时候，用一大碗水也可能浇不灭它。但是，如果正气虚弱，这团火就剩下几个火星子了，那么即使是一小碗水，也很容易就会把它浇灭了，这时候，外邪就容易趁虚而入，侵犯人体的健康了。所以把突发的急性面瘫治好并不是您的最终目的，治好后不让它反复发作才是根本。那我们该怎么做呢？

　　仰面躺在床上，用双手大鱼际揉按太阳穴 30 次，再用大鱼际推揉患侧脸部的四白、迎香、水沟、承浆穴，每个穴位按摩 30 下；然后用右手的拇指旋揉左手的合谷穴 30 秒，做完一侧后换另一侧继续旋揉。

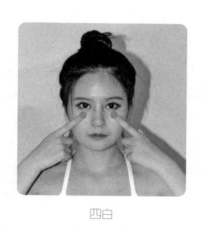

四白

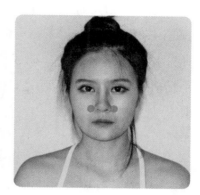

迎香

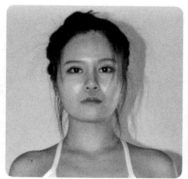

水沟

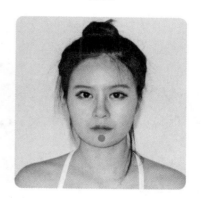

承浆

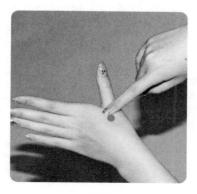

合谷

　　这个朋友用这个方法做了不到 1 个月，面瘫就好了。他笑着说："我以后再也不开着车乱兜风了。"我告诉他："你的身体相对较虚，即使不兜风，也会生病的。除了要坚持自己按摩外，还要多锻炼身体，让身体强壮起来。"

　　我介绍的这种按摩方法看似复杂，其实顺着做下来也非常简单，而且很管用。在这里，我再教您一个方法配合推拿，效果会更明显。

　　取蜂房 10 克，防风 30 克，研成粉末，加白酒调匀。您要注意，这里说的白酒不是指医用的纯酒精，而是我们平常喝的粮食酒。每天早、中、晚分三次，取一些贴在太阳、下关、合谷这三个穴位上，能起到祛风通络、温阳活血的作用。

　　生活中很多年轻人都仗着自己年富力强，不注意养生，结果等到生病的时候，才后悔不已。其实，中医讲的"正气存内，邪不可干。邪之所凑，其气必虚"这句话是非常有道理的。身体虚弱的时候，很多外邪都会来欺负你。因此，经常锻炼身体、增强体质才是使我们保持健康的正确之道。

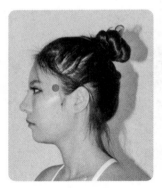
太阳

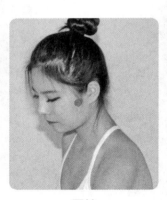
下关

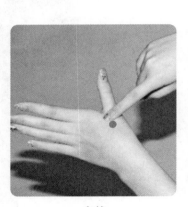
合谷

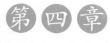 颈肩不老术

——颈肩问题的高氏推拿保养方案

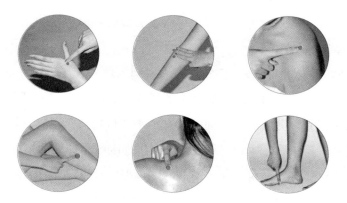

"百寿操"防治肩颈病

　　每天，门诊上都会有一大群患肩周炎、颈椎病、腰椎间盘突出的中老年朋友来找我看病。记得有一次，一位年近六旬的男同志向我哭诉："高主任，天一冷，我左边那半个屁股就疼，坐在凳子上时屁股都得撅着。五六年了都这样，跟偏瘫了似的，到医院做了检查，也没查出什么毛病。高主任，我这样的毛病平时怎么锻炼好啊？"我听后告诉他："根据多年的临床经验，我自创了一套保健操，我给它起了个名叫'百寿操'，是根据华佗的《五禽戏》里面的招式改编过来的。您每天按我说的把这几个部位都锻炼100下，那您的身体也会跟我的一样。"

　　我一边讲解，一边做示范。我告诉他，每天早晨醒来后，先不要急着下床。而是先平躺在床上，全身放松。接着左脚缓慢地向后曲，然后蹬腿。弯曲的时候，小腿要尽量靠近大腿，这样可以使足太阳膀胱经得到有效的疏通，而足阳明胃经上的足三里等穴位也得到了有效的刺激。左腿蹬完10下后，换右腿蹬，双腿各做50下。

　　这样做的好处有很多。首先，老人家起床后先在床上缓一缓，而不是一下子猛坐起来，这样可以降低脑卒中的发生率；其次，蹬腿可以使整个下肢，连带腰部都得到充分的活动，而经过这一番"折腾"，大脑也可以从睡眠中彻底清醒过来，起床后，中老年朋友就不会出现闪腰、摔倒的情况了。

　　当然，这样还不算完，活动才刚刚开始呢。既然是活动腿，那就要让它充分地活动开。怎么做呢？双手按着床，弯腰，前腿弓，后腿蹬，腿弓着的那只脚的后脚跟离地。

这一招可不是您经常在广场上做的"压腿"动作，而是跟它恰恰相反，因为我介绍的这个动作是向后面拉脚筋。弓起腿后，身体下压，然后前腿不动，后脚跟慢慢着地。如果您跟着做的次数多了，就会逐渐感觉腿后面有根"筋"被拉直了。每天这样做一做，不但可以疏通足太阳膀胱经、足阳明胃经，还可以间接地调动五脏六腑里的气血，为接下来一整天的生活打下很好的基础。

这位老人家听完后，回去仅做了一个月，就像个小孩子一样来告诉我说，现在感觉自己"身轻如燕"。上周末，他还和老伴去了一趟少林寺，爬了嵩山呢。看到他健康快乐的样子，我也替他高兴。

这套方法是我从《黄帝内经》中悟出来的，也是我几十年来研究传统医学的心得之一。《黄帝内经·灵枢》云："夫十二经脉者，内属于脏腑，外络于肢节。"这句话的意思是说，经络联结表里上下、脏腑官窍、四肢百骸，对人的健康至关重要。

《黄帝内经》中还说"经脉所过，主治所及"，大意为凡是刺激经脉所经过的穴位，就可以对经络所对应的脏器起到调治的作用。就拿小腿上的三阴交穴来说吧，它位于肝经、肾经、脾经三经的交汇处。您如果经常揉一揉这个穴位，不仅可以锻炼到小腿上的肌肉，还可以同时调理肝、肾、脾三脏，可以说是一举多得。

治肩周炎，"举手"之劳

　　小张是新跟着我实习的学生，马上就要毕业了。有一天，他找到我说，自己的母亲最近肩周炎加重了，痛得厉害，尤其是夜里，疼得整夜都不能入睡，现在连头都不能梳了。我就问他："你也是学医的，怎么不让你妈妈早点去医院治啊？"听我这么一问，小张带着哭腔说："我能出来上学就已经非常不容易了。我也劝说过我妈，让她去医院看看，可她就是不肯。我自己学推拿也只是学了点皮毛，虽然每天都坚持给她做，可是效果并不好。"我听了后，心里很不是滋味，就说道："让你妈妈来我门诊吧，我每天免费给她做推拿。治疗这毛病，还是推拿的效果比较好。""高老师，那怎么成，您每天的坐诊病号都要排到下午一两点。要不这样吧，您把方法教给我，回家后我给我妈做吧。"我觉得小张说得有道理，就教了他一套调治肩周炎的保健操。并告诉他，只要坚持，就可以把肩周炎治好。那该怎么做呢？

　　1. 按揉肩部及上臂部，点按肩髃、臂臑、曲池、手三里、合谷等穴位各20秒钟，再用空拳头或手击打数遍。

　　2. 用拿法连续提拿肩部及上臂部的肌肉数次，并用掌根在肩部疼痛处按揉3～5分钟。

　　3. 弯腰伸臂：两足分立，弯腰至90度，患肢伸展开来，做向外划圈运动，动作幅度由小到大，以伸臂到最大限度为止，时间为10分钟。

　　4. 患肢爬墙：两足分立，面向墙壁，五指沿墙壁缓慢向上爬行，使患肢高举到最高限度，然后沿墙壁归回原位，连续爬行50～100次。

　　5. 背后拉手：双手向后，由健手拉住患侧腕部渐渐向上拉动，反复做20次。然后自我摇动肩关节，幅度由小到大，以能忍受的力度为宜。

6.高举上肢自我摸身：患侧被动高举，肘关节弯曲，先摸同侧头顶，再摸对侧耳朵，反复做 6 次。

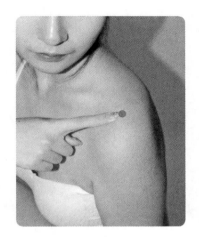

肩髃

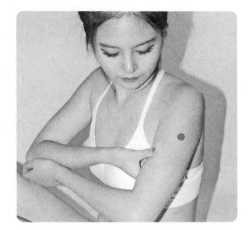

臂臑

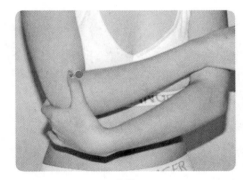

曲池

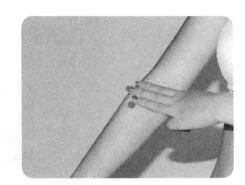

手三里

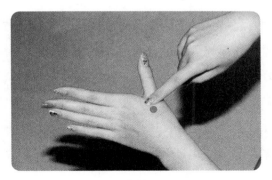

合谷

两个月后，小张告诉我说，他妈妈的病情已经大大好转，疼痛也消失了一大半。

上面是一套自我按摩的方法，我这里还有一套家人协助按摩的方法，不仅治疗效果更加全面，还可以促进亲情交流，您不妨试试。

【家人按摩保健法】

1. 患者坐在床上或是椅子上，家人用双手手掌在肩部揉摩3分钟，使肌肉放松，然后用擦法在肩上部及三角肌前处进行治疗，同时做上肢外展、高举、外旋运动。

2. 用双手掌根对搓胸大肌、背阔肌和三角肌。

3. 用空拳头拍打三角肌、肱二头肌和肱三头肌，最后用摇抖法轻轻结束治疗。

4. 在肩部患处和上肢用推法、擦法做5～10遍，再配合内旋、外旋、高举等手法结束治疗。

肩周炎即肩关节周围炎症，又称"漏肩风""五十肩"等。它是一种肩关节周围软组织的无菌性炎症，多发生于40～50岁的中老年人，而且女性多于男性。

中医认为，引起肩周炎的原因有很多，除了风寒、湿邪等外邪的侵袭外，慢性劳损以及肩部外伤都可能导致肩膀这一块的经络阻滞、气血运行不畅。不通则痛，瘀血、身体里的"垃圾"都瘀堵在肩膀这一块散不开，所以会产生肩关节疼痛。

肩周炎初期，肩部会特别酸疼，而且会有沉重、乏力的感觉，人还容易劳累。有的时候，肩部和颈部还会出现放射性疼痛。放射性疼痛是个医学术语，可能不太好理解。打个比方说，它就像是家里的暖气片一样，暖气片一热，过一会儿它周围的空气也会越来越热，时间长了，热量就会向更远的地方蔓延。放射性疼痛也是这样，一个地方开始痛了，你不及时处理，疼痛感就会逐渐向周围扩散。除此之外，肩周炎还有其他的特点，比如说白天症状轻，到了晚上，症状就加重，有时候甚至会疼到晚上睡不着觉。而且肩关节活动会受到限制，胳膊向外伸展或是朝里旋转的时候，疼痛会加剧。另外，关节处僵硬，有的人甚至不能梳头、穿衣、洗脸。如果发展到后期，肩关节就可能发生粘连，功能活动严重受到限制，有的人可能还会出现肌肉萎缩的症状。

中里巴人老师曾讲过这样一句话：对待自己的身体就要像对待自己的孩子一样，应该关心它，帮助它，引导它，锻炼它，不要漠视它，压抑它，强制它，仇视它。身体有问题了，就要及时治疗，事实上，有什么比拥有健康更让人心满意足的呢？

让眩晕不再跟着脖子走

——调治颈椎病的推拿方

我孙儿的老师姓赵，58 岁了。两个月前，他突然感到眩晕，到医院检查一通后，发现有高血压、动脉粥样硬化等毛病。住院治疗了 1 个月，赵老师花了 1 万多块钱。血压是暂时降下去了，可仍然感到眩晕。后来，他拿着颈椎 X 光片及化验结果找到我，让我给他看看。我看完资料后发现这是颈性眩晕。顾名思义，就是脖子上出问题造成的头晕。高血压虽然也会引起头晕，但对于他来说，这并不是最重要的原因。找到病根儿后，我给他做了 1 周的推拿，眩晕的症状就基本上消失了。

日常生活中，由颈椎病引起的眩晕非常多见，它可以占到各种眩晕的60% 以上。有些头晕的人，脖子稍微扭动一下，整个人就感觉天旋地转的，有些症状严重的人甚至还会一头栽倒在地上，这种眩晕被老百姓形象地称为"跟着脖子走的眩晕"。

脖子上有毛病为什么会引起眩晕呢？其实，我们的颈椎上承头颅，下接躯干，这一处的神经血管分布密集，是人体神经中枢的重要部位之一，它还是脑部血液循环的必经之路，所以这也是"人体事故"的多发地带。这就跟一些路口一样，车辆很多，但是路只有一条，每个司机都想早点过去，于是都往这个路口挤，就很容易出车祸了。

颈椎病除了会引起眩晕之外，还会引起颈源性高血压、颈源性胃病、吞咽困难、双眼胀痛、流泪、视物模糊等。还有一些人经常犯心绞痛，一犯病，心口就痛得要命，但去医院检查却没发现什么问题，吃一些治疗心绞痛的药物也没有效果，这也有可能是颈椎病在作怪。

因此，如果您经常出现眩晕、头痛、牙痛、恶心、呕吐、失眠、烦躁或有精神抑郁、视力及听力障碍、心律失常等症状而又久治无效时，不妨查查颈椎，看看是不是它惹的祸。

一说到颈椎病，很多人就会想到，这是个慢性病，没法治。或者即便能治好，也要花很多钱，治上大半年。其实大可不必，治疗颈椎病，您不需要花大力气。我根据自己临床 50 年的经验，总结出了一套调治颈椎病的锻炼法，这个方法在几百个病人身上试验过，效果都非常显著。那该怎么做呢？

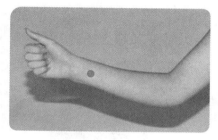

内关

1. 点揉内关穴：腕部横纹处向内臂方向量 3 横指处，两条大筋之间就是内关穴的所在。两侧的内关穴各点按 1～3 分钟，可有效缓解因颈性眩晕引起的恶心、心慌等症状，起到镇静安神的作用。

2. 点揉风府、风池穴：脖子向下低，找到颈部与头部的连接处，正中位置就是风府穴。在风府穴点揉 3 分钟后，顺着风府穴向两边旁开 2 横指，找到的凹陷处即为风池穴，再点揉风池穴 3 分钟。

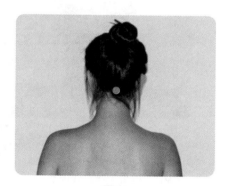

风府

3. 耸肩和旋肩：前面两个动作是为了松解颈部的肌肉，除了这一点，您还要对肩部的肌肉进行松解。怎么做呢？先从运动幅度不大的耸肩开始。耸肩时宜坐在凳子上，双手自然下垂，颈部不动，上下耸肩 3 分钟。耸肩结束后，双

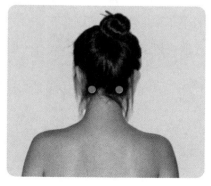

风池

肩同时做旋肩运动。先前旋 30 秒，再倒旋 3 分钟。

这套推拿法做完后，不但可以治病，还可以锻炼全身。但是，它也有缺点，就是持续的时间太短了。因此，在这里我再给您介绍一个方法，就是把药贴在穴位上，进行长时间的刺激。

选枸杞子、葛根、天麻各 20 克，川芎 15 克，把这四味药研成末，贴于天柱（两侧）、大椎穴上。贴 24 小时后取下，换新的再贴，7 天为 1 个疗程。一般情况下，做 1～2 个疗程，颈椎病就会有很大的改善。

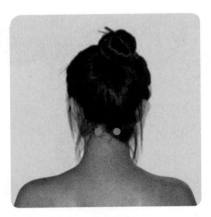

天柱

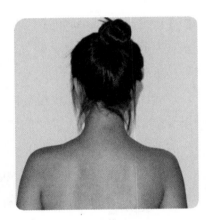

大椎

最后，我要提醒您一点，很多人突发眩晕后，会突然栽倒在地，这是非常危险的，很有可能导致猝死。因此，中老年朋友如果突然眩晕加重，应立即坐下来，并保持头部不动的"安静"状态。同时，手可扶住旁边的建筑或其他可以支撑身体的物体。一般来说，坐上 20 分钟后，眩晕可自行消退。

把坐出来的病"做"回去

　　近些年，颈椎间盘突出的发病率大有抬头的趋势，发病的人数越来越多，发病率仅次于腰椎间盘突出症。

　　我有一远方亲戚就得了这个毛病。她家里开了个养鸡厂。近三个月来，她总感觉下肢无力、左胳膊发麻。她好几次端着鸡食的时候，手好像拿不住一样，装鸡食的盆子莫名其妙地就掉了。吃饭的时候，攥在手里的筷子也拿不稳。走路的时候，她的腿就开始发软，像走在棉花堆上一样。她去医院做过检查，医生要求她做手术。她有点害怕，就来找我了。我给她检查脖子的时候，边检查边告诉她说："你颈椎的 4～5、5～6、6～7 椎间盘突出，导致脊髓受压。"她听后惊讶地说："舅舅，您说得真对呀。您看，这是我在医院做的检查，结果跟您说的一模一样。"我告诉她，"这病不用治，我有一套调治颈椎间盘突出的保健操，你每天早晚坚持做一做，不出一个月，准好。"

　　这套操共分为 8 个步骤，每天照着做一做，有病治病，没病能起到保健预防的作用，还能使你每天头脑清醒，精神百倍。具体的操作方法如下。

　　1. 双掌挤颈：双手十指交叉抱在头颈后方，使两臂关节尽量外展，然后用双手掌挤压后颈部若干次。接着，双肘尽可能内收，双掌用力挤压颈部的左右侧。

　　2. 拔颈：双手十指交叉抱在颈后，向上用力拔颈若干次，然后双手掌托住下颌，轻轻向上托推颈部若干次。

　　3. 拿肩肌：头偏向左方，用左手捏拿右肩肌群；然后头偏向右方，用右手捏拿左肩肌群。

　　4. 拿后颈：一手放在颈后，以拇指与四指分开夹住颈后部肌肉，从上往下拿揉颈后肌，然后再从下向上揉拿。

5. 点穴：点揉风府、风池（见 P73）穴各 200 下。

6. 双手洗脸摩颈：双掌放在脸上，自下向上按摩到达头顶后，再推至颈部，做若干次。

7. 旋肩：旋肩 40 下，前旋 30 下，后旋 10 下。做的时候要注意双肩同时进行，后旋的力度要比前旋大一些，因为向前旋的力度大了可能会挤压到心脏。

8. 扩胸：做扩胸运动 15 下。

上述动作每天早上八九点的时候做一次就可以了。

过了 20 多天，亲戚打电话过来说，自己现在拿东西再也不掉了，走路也不像踩在棉花上一样了。我听了很高兴，就告诉她，这个病容易反复发作，所以这套保健操要坚持做。另外，我还要她平时多注意颈部保暖，不要经常背重的东西。

除了上面说到的推拿法，您还可以用艾条每天早晚灸一灸天柱（见 P74）、风府（见 P73）、后溪、中脘、关元五大穴，这样也可以治疗颈椎病。

一般来说，长时间保持一个固定姿势的人比较容易患颈椎间盘突出，如办公室职员、电脑操作员、教师、司机、银行职员等。其实，我们的颈椎、腰椎本身都是非常结实的，一般情况下是不会出问题的。但是，再结实的东西也不能整天不注意保养。

石头再坚硬，小水滴对准它滴，时间长了，也会滴出个洞来。因此，平时您如果发现自己坐得时间长了，或站着讲了很久的话，就要及时更换一下姿势，比方说把椅子退出来，绷直双腿，伸个懒腰。站得时间长了的话，就找个地方坐一坐等，只有这样才能避免颈椎间盘突出症的发生。

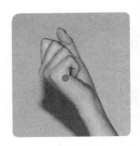

后溪　　　　　　　　中脘　　　　　　　　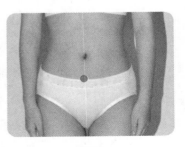

关元

治颈肩综合征不花钱

张先生是一名银行职员，近两个月来，他一直感觉右侧肩背部疼痛难忍，有时候甚至痛到连胳膊往上举都有点困难。他以为是肩周炎，就在家附近的私人按摩诊所治疗了二十多次，但仍不见明显好转。后来又经封闭治疗，疼痛还是不能缓解。眼看着右肩部的肌肉在逐渐萎缩，张先生有点急了。经人介绍后，他找到了我。

我给他进行了仔细的检查，发现他的颈椎生理曲度消失、反弓，还有轻度的骨质增生。他连忙问我怎么办。我就给他介绍一套调治颈肩综合征的自我锻炼方法，非常简单，而且又不涉及穴位。我经常把这个方法教给因为这个毛病而前来找我的朋友，很多人看过一遍后，就全都记住了动作。而且据他们事后反映，坚持练习这个方法，疼痛很快就能减轻。

这套推拿法只有简简单单的 4 个步骤。

1. 抬头看天：抬头缓慢向上看天，要尽可能地把头颈伸长到最大限度，并将胸腹一起向上伸（不能单纯做成是抬头运动）。

2. 引颈长鸣：将伸长的颈慢慢向前、向下运动，这个动作有点像公鸡啼叫时的姿势。

3. 缩头转肩：缓慢向后、向上缩颈，转肩 15 次，向前转 5 次，向后转 10 次。

4. 双掌挤颈：双手十指交叉抱在头颈后方，使两臂关节尽量外展，用双掌挤压后颈部若干次。然后双肘尽可能内收，用双掌用力挤压颈部的两侧。

另外，我还要他每天晚上用布包一袋大青盐，在微波炉里加热后，热敷一下疼痛的地方，但是千万注意不要烫伤皮肤。敷的时间也不要太长，每晚半小时就行了。

这位银行职员按照我说的方法做了1个星期，疼痛就大大减轻了。1个月后，他的症状基本上消失了。他说："本来我都已经准备好了要花1万块钱来治这毛病的，没想到钱还没花，病就好了。真是太感谢您了！"

引发颈肩综合征的因素有很多，除了跟天气的冷热、个人的身体素质有关外，还跟个人的职业和生活习惯有关，肠胃的吸收功能差、生活不规律、长期工作紧张、思想高度集中的人就比较容易患这病。以前，这毛病常见于中老年人，但现在，随着工作节奏的加快、社会竞争的日趋激烈，很多年轻人也开始患上这毛病了。

很多人出现颈肩综合征以后，经常会感觉肩膀发僵发硬，还痛得让人受不了，尤其是到了晚上，病情就会加重。这种疼痛就像是在拔一根头发一样，可以说是牵一发而动全身。它一发病的时候，疼痛感很快就会从脖子上扩散到肩膀上、胳膊上。到时候，胳膊没法抬高，没法向外伸，连动都动不了。不仅如此，有时候你咳嗽一下，打个喷嚏，甚至是深呼吸一下，都会让人疼痛难忍。只有当胳膊收到怀里的时候，疼痛才会减轻一些。所以很多人得了这个病以后都会不自觉地曲着双臂抱着肩，双眉紧锁，满脸的痛苦。

要想避免颈肩综合征的发生，首要的还是要改变生活习惯，推拿和外敷的作用只是第二位的。您只需要做出小小的改变，并且每天督促自己坚持，再坚持，那产生的影响不仅仅只是肩膀那一块儿舒服了，您会感觉整个人都神清气爽，头脑清醒。

都是岔气惹的祸

有一次，我在公园里锻炼时，有个人在给一群人讲习如何练剑。那个人刚开始给大家讲解的时候说："练剑的时候要'剑走美式''剑如飞风'，要轻快敏捷，潇洒飘逸。"听他这么一说，我觉得挺有意思的，就走过去听了一会儿。

接下来，他就给大家演示了一招叫"穿剑"的剑法，让大家跟着他做。其中，有个人刚做了一下，确实有点剑如飞风的感觉，但因为动作太快、力度太大，一招还没做完，他就"哎哟"一声坐在了地上，捂着自己的小腹呻吟了起来。

我一看就知道这是岔气了，便说："我是医生！"同时走上前去，先用手掌在他痛侧的胸胁部反复摩揉2分钟，以舒畅气机。然后点按章门、期门、膻中穴各1分钟，这样可以缓解疼痛。接着我用掌根推法从上往下推胁部10遍以畅通气机。最后，我还揉了揉他的后溪穴约两分钟。

做完之后，我说："起来吧！"那个人试着站了站，果然站起来了。周围的人都鼓掌叫好！这时候，旁边有人让我给大家讲一讲在锻炼的过程中如何预防岔气。

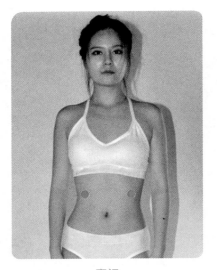

章门

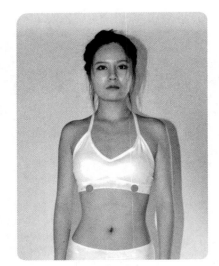

期门

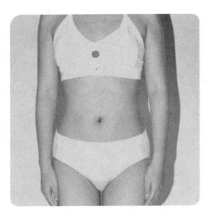

膻中

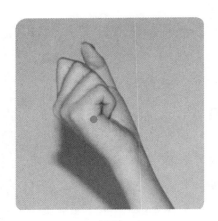

后溪

我刚开始就举了一个例子，说岔气就像是两个人站在跳板上准备跳水。其中一个先深吸了一口气，做好了准备工作，这样跳下去肯定呛不着。但如果另外一个人还没来得及深吸气，就被别人一把推下去了。那他下水后能不呛着吗？岔气就是这样。当我们活动的时候，肌肉很快就会进入紧张的状态，但是，我们的脏腑器官惰性大，不会马上活动起来。如果你不事先让它们准备一下就开始大幅度地锻炼，那活动时所需要的养料和氧气就无法满足。所以当运动量突然加大的时候，很多人就会因为体内缺氧而呼吸不得法，从而导致岔气。

因此，简单地说，造成岔气的根本原因就是活动前的准备工作做得不充分，或者是根本没有进行准备活动。那个受伤的人听了连连称是，他说："我已经两三年没有锻炼了，前两天听说这里可以免费学剑法，我就来了，没想到出了这事儿。"

除了我前面介绍的那套动作，岔气还可以用"坎离砂"热敷于压痛点上来调治。可能有的人对"坎离砂"这种东西不熟悉，其实它是一种外用的中成药，一般的药店或者中医院的药房都会有。每天晚上把岔气的地方揉一揉，再敷上"坎离砂"，要不了多长时间，岔气就会好了。

越坐越舒服

——坐骨神经痛的推拿调治方

有一天，一位 37 岁的中年男士来找我看病，说自己稍微动一下屁股，大腿就会像被电击一样疼痛，稍一弯腰，走两步，或者是打个喷嚏，大便的时候稍微一用力，疼痛就会加重。

他跟我说："高老师，我现在比《红楼梦》里面的林黛玉还要娇贵。林黛玉是喜也悲，怒也悲，我这是坐也疼，站也疼，稍一活动更疼。"我告诉他："你这是惹着了身体上最长的神经——坐骨神经了，要不然，你也不会有这么多的麻烦。"

坐骨神经是身体里最长的一条神经，所以它涉及的范围特别广。这条神经从腰上出发，经过屁股，再走过大腿、小腿，然后走到脚上。左右两条腿上各有 1 根。所以说，它一旦出了问题，疼痛的地方就比较广。一旦患上了坐骨神经痛，从腰部往下一直到脚上都会出现疼痛。这种疼痛可不是一般的疼痛，它疼起来像被针刺、电击、烧灼一样。并且，在弯腰、走路、咳嗽、打喷嚏，甚至是大便的时候，疼痛都会加剧。

他听完我的讲解后深有同感，就向我请教如何调治。我就告诉他，调治这个病时，要特别注意疏通经络，活血止痛。那该怎么做呢？

1. 用㨰法在腰骶部、臀部及大腿部来回做 5 遍，有疏经通络、行气、活血、止痛的作用。

2. 用双手提拿患腿 5～10 遍，自上而下，手法轻快灵活，力量深透，达到舒筋利节、缓解痉挛、止痛的目的，并配合点按环跳、委中、承山、阳陵泉穴 1 遍。

3. 用手掌推法自臀部向下肢反复推动 5~10 遍，并用双手的拇指在臀部沿肌纤维循行方向进行分离拨动 3 分钟，能起到分离粘连、理筋止痛的效果。

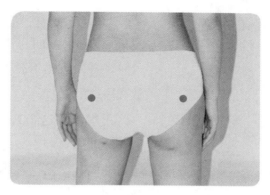

环跳

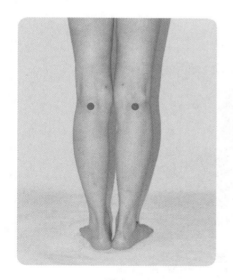

委中

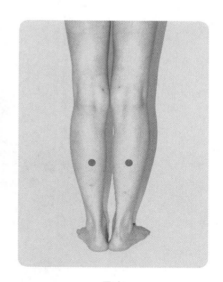

承山

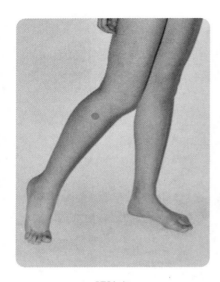

阳陵泉

4. 再用㨰法在腰骶部、臀部、大腿、小腿后侧、足背部治疗 3 分钟，用双手拿捏法从臀部拿到小腿部 2 遍。

5. 用手掌拍打法从腰部经臀部到小腿部拍打 3 遍，并点按上述穴位一遍，点到有酸胀感为止。最后用拔伸法做 2 分钟，并做直腿抬高、屈膝、屈髋动作数次后结束治疗。

我用上面这个方法给他做了 1 遍，他当时就感觉疼痛减轻了三分。所以他嚷着要向我学习这种方法，我就爽快地教给了他。

另外，您还可以试一试艾灸，用艾条灸一灸腰眼、疼痛点和环跳穴，每个穴位灸 15 分钟就可以了。

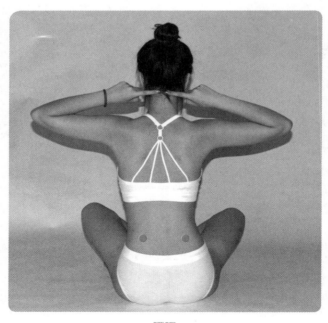

腰眼

｜ 高枕无忧的秘诀 ｜

　　有一次，我到北京出差，睡了一夜卧铺。第二天早上，乘务员来车厢中叫醒我们，说还有半小时就到北京了。醒来的时候，我发现旁边的一个中年人在不停地呻吟。出于医生的职责，我就问他怎么了，他说醒来后脖子疼得厉害，还不敢扭动。

　　我给他做了检查，发现他的颈部可以摸到条索状的痉挛，而且有明显的压痛感，这显然是落枕了。他痛苦地说："我也知道是落枕了，这可怎么办呢，我今天来北京可是有急事的。"听他这么一讲，我就自告奋勇地说："让我这个老头儿给你治治吧！"我先给他揉了揉脑后和颈部的风池、肩井等穴位，又在他的手掌上找到落枕穴，用力一按，他就大叫起来，说又酸又麻又疼的。我揉了两分钟，他就感觉脖子上的疼痛消失了。

　　他对我是又佩服又感激，向我索要了电话号码还不够，非要我把这个治落枕的方法教给他。我觉得没什么可保密的，就告诉他了。

　　我给他治落枕的时候，因为时间比较紧，所以就简单地帮他缓解了一下。如果您有充足的时间，就可以按照下面的步骤来做。

　　1. 用双手中指端按揉风池穴 2 分钟，再用大拇指、食指和中指捏拿颈部肌肉 3～5 遍。

　　2. 用点按法在肩井穴治疗 2 分钟，再用手掌揉动双肩的肌肉 3 遍。

　　3. 用拇指揉按手部的落枕穴（位置：手背的第二、三掌骨间，指掌关节后约 0.5 寸）1 分钟，达到局部有酸胀感为宜。同时要活动头部，先缓慢摇动，再逐渐加大旋转的幅度。

4. 用拇指按揉列缺穴，同时主动旋转、摇动头部。

5. 用手掌掌面擦颈项部肌肉，直到有温热感产生为止。

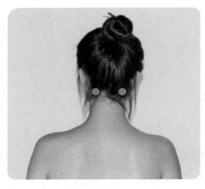

风池

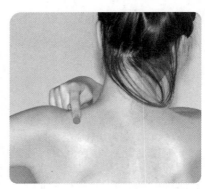

肩井

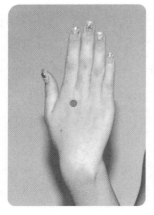

落枕穴

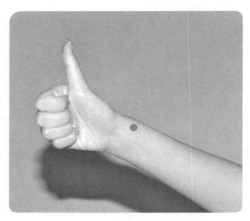

列缺

　　另外，在有压痛点的地方，用王不留行籽或白萝卜籽贴上去，也可以治疗落枕。

　　落枕是一种很常见的疾病，我们老家那里都说是脖子上的筋扭了，这样说也没错。一般情况下，它是一种急性、单纯性的颈部强直性疼痛，会使颈部的活动受到限制。如果是发生在青壮年身上，可能是单纯性的。但如果中老年人反复发作，那就可能是颈椎病的前兆了，要提早预防。

　　说到落枕的发病原因，很多人认为是劳累过度，睡觉时枕头高、低、软、硬不合适，颈部体位不正，或长时间的低头工作使颈部持续处于过度伸展的状态，筋骨和肌肉遭受长时间的过分牵拉，以致发生痉挛。也有的人认为是受风寒引起的。这些说法都对，但都不是最终原因，导致落枕的根本原因是体质过于虚弱。这就像清朝末期的中国，国力衰弱，谁都想欺负咱们。但是现在，咱们国家强盛了，谁也不敢跟咱们叫板了。

　　所以要想不让落枕反复发作，强身健体还是根本。除此之外，您还要注意睡觉时，姿势要端正，枕头高低、硬度要适宜。另外，您在平时还要注意保暖，避免吹风受寒，不要在潮湿的地方坐卧。没事的时候，每天做一做颈部的俯仰、旋转等活动和颈部自我推拿，不但可以预防落枕，而且颈椎病什么的也不会发生了。

小心闪了您的腰

——急性腰扭伤的推拿调治法

一天晚上，一个老朋友打电话到了我家，电话里，他的声音急促而痛苦。他说："老高，快上我家来一趟，我的腰扭了一下。"

到了他家后，我看到老朋友趴在床上，面色发黄，绿豆大的汗珠一颗接一颗地从他的额头上滑下来，看起来非常痛苦，还不停地呻吟着。

我在给他检查的时候，可以明显摸到他腰上有条索状的凸起。我稍用力按了一下，老朋友就"哎哟"一声叫了起来。于是，我让他的儿子上厨房去拿点香油过来，然后用右手的大拇指指腹用力拨弄条索物。再倒上几滴香油，接着，我用右手的小鱼际在他腰那一块向下用力、快速地摩擦。不到3分钟，老朋友就喊着说："腰上热得受不了了，别再擦啦！"我停下来之后，拍了一下他的腰，说："起来吧！"老朋友翻了个身就坐起来了，他边坐起来边吃惊地说："这么快就能起来了？好像也没先前那么疼了。真是神奇啊！说真的，我刚趴在床上的时候，还想着我养这伤可能要在床上趴半个月呢！"我笑着说："要是不按我的方法来做，估计你还真得在床上趴半个来月。"

一般来讲，按照我上面说的，用右手的大拇指找到疼痛点附近的条索物，然后倒上几滴香油，用右手的小鱼际擦上1分钟左右，疼痛就能减轻，而且，一般情况下，很多人都能马上站起身来走路了。

为什么选择香油呢？首先，香油具有很强的润滑作用。因为治疗急性腰扭伤时，需要快速地擦，这就需要涂抹一些润滑作用极强的液体。再者，香油性温，用它来做润滑液，摩擦时可以使香油的温性得以发挥，从而使腰部的皮肤发热，这样就可以起到活血化瘀的作用。

如果症状比较重的话，可以在疼痛点上贴一贴"狗皮膏药"。

其实，急性腰扭伤说白了就是，当我们在干重活或者搬比较重的东西时，腰上的肌肉过度收缩，造成的肌肉、筋、韧带拉伤。这种情况在生活中很常见，只不过症状有轻有重。但无论轻重，一般急性腰扭伤后，您都可以在腰上找到一个明显的疼痛点。这个点看似神秘，其实就是受伤部位最痛的地方，找到这个痛点后，按照我前面说到的方法坚持做几天，疼痛就会明显减轻很多。

引起急性腰扭伤的原因有很多，主要是人们平时锻炼不得法，或者是干活时用蛮力造成的。生活中，很多中老年朋友就是在锻炼身体的时候发生急性腰扭伤的。其实，您只要多注意锻炼的方法，这种事情是完全可以避免的。

比如说，您在进行剧烈运动的时候，首先要做一下准备活动，先给"老腰"提个醒，像前后弯腰、左右侧弯、上跳下蹲、旋转腰部、拍打腰部等都可以。等腰部充分活动开以后，肌肉开始发热了，血液循环也加快了，这个时候再去进行剧烈的运动，便不易发生腰扭伤。

而对于中青年来说，急性腰扭伤多是因为用力不得当。在我老家，一到收获的季节，总会有两三个青年出现急性腰扭伤。这主要是因为他们在扛麦子的时候，只知道用蛮力，总想一下子就把一大袋麦子扛到肩上，结果扭腰的概率是相当高。而那些有经验的中年人就不一样了，他们扛麦子前会深吸一口气，然后蹲下身子，在呼气的时候慢慢地把麦子扛起来。同样的道理，您在做剧烈运动的时候，腰部要逐渐用力，先小后大，尽量不要用猛力，以免发生腰扭伤。

行走自如是人一辈子的追求

——偏瘫的家庭推拿调治方

曾经患过偏瘫的小陈和他爱人一块儿来给我送锦旗的时候，我非常不好意思接。说实在的，当小陈因脑中风导致右侧肢体偏瘫而来找我治病的时候，我也只是教给了他一套推拿方法而已。

记得一年前，小陈的爱人小张用轮椅推着他来看病的时候，说："高大夫，我老公前几天突发中风，现在偏瘫了，右半身都动不了，说话也含糊不清的。您帮忙治治吧。"我告诉她："治是可以治的，但你们必须每天都来做推拿，一天都不能间断。"

就这样，小陈每天在他爱人的陪同下来我这里做推拿。半个月后，小陈的爱人说："高大夫，您每天给他做推拿的时候，我也大致能记住步骤了。您再稍微指点我一下，看看用什么力度，或者手法有什么讲究，我每天早晚再给他多做两次。"

于是，我就把推拿的方法教给了她。

1. 按揉患肢，上下往返操作 5 遍（先揉上肢，再揉下肢）。

2. 用手掌或拳头由轻到重叩打患部 10 分钟，然后用手掌擦法从上肢擦到下肢，往返操作 5 分钟。

3. 用手托住患者上肢慢慢摇动、伸屈，并配合按揉肩髃、臂臑、曲池、手三里、合谷等穴位。

4. 对每个手指进行活动、牵拉、摇晃，各做 5 分钟。

5. 下肢不灵活，则要适当地活动，或者家人要多帮助做做推拿，做完后再点按风市、委中、足三里、承山、昆仑、太冲、血海等穴位。

当然，这套方法只适用于病情较轻的患者朋友。

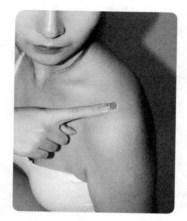
肩髃

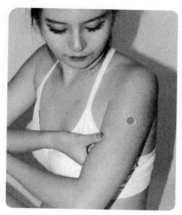
臂臑

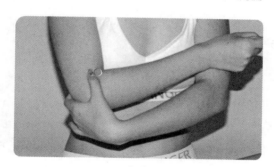
曲池

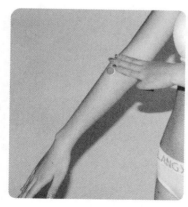
手三里

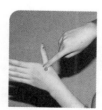
合谷

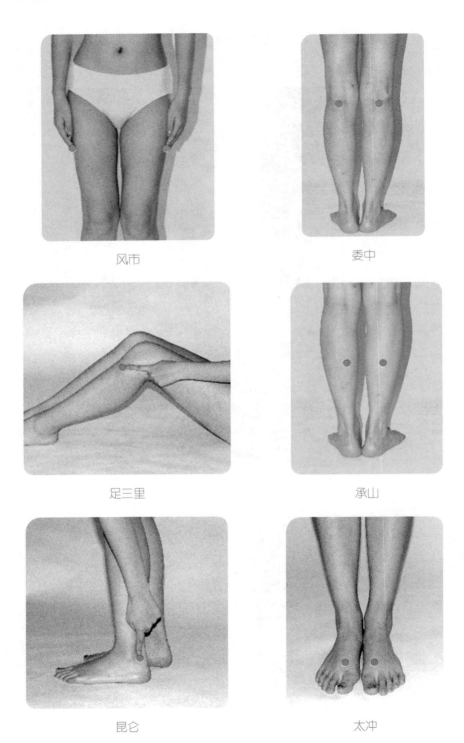

风市

委中

足三里

承山

昆仑

太冲

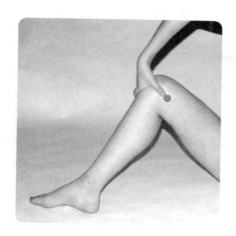

血海

另外，我还介绍了一个外洗的方子，让她每天晚上坚持给她的老公泡脚。

当归 10 克，赤芍 15 克，制香附 15 克，伸筋草 30 克，苏木 30 克，红花 10 克，桃仁 10 克，忍冬藤 30 克。每天晚上，把药加入到 800 毫升清水中，在火上熬 30 分钟。然后把药汁倒入洗脚盆中。先熏一会儿脚，等到水温合适了，再去泡脚。水凉了的话，就不断往里续开水，泡上 40 分钟就可以了。

虽然这两种方法不能让人完全康复，但只要坚持每天做，就会逐渐恢复自理能力。

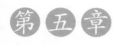

怎样让手脚更灵活有力

——四肢问题的高氏推拿保健方案

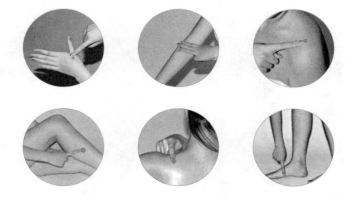

纤纤玉臂速成法

　　生活中，总有一些女性对自己的身材不满意，不是觉得自己的腰太粗了，就是腿太壮了，总之就是看自个儿身上，哪都不顺眼。

　　我以前碰到过一个朋友，她结婚后就和丈夫一起开了个小烩面馆，里里外外都是两个人在忙活。由于整天不停地搬运啤酒、蔬菜等物品，她的胳膊一天比一天粗壮，尤其是上臂，像一个倒三角形。有一次，我去她家吃面，她跟我说起了这事。听她讲完后，我就教了她一个方法。大家都知道，"向心为补，逆心为泻"，沿着肩膀往手臂方向拿揉胳膊上的穴位，既可以通经活络，还可以燃烧掉胳膊上多余的脂肪。

　　具体怎么做呢？

　　1. 用拿揉法从上臂揉到前臂部，操作 3 遍。然后点按肩髎、肩贞、曲池、手三里、内关、外关、合谷等穴位 30 秒钟。

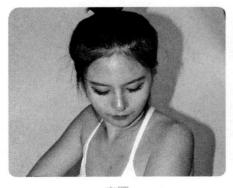

肩髎

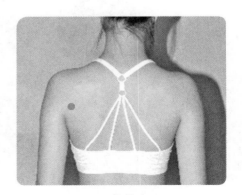

肩贞

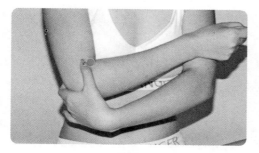

曲池

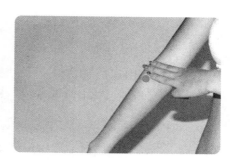

手三里

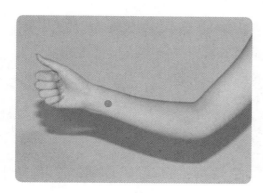

内关

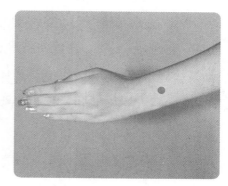

外关

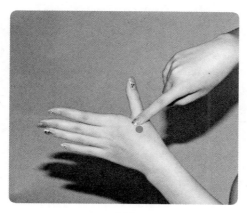

合谷

2. 将手握成空心状，将手临近小拇指的一侧放在另一侧胳膊上。在摆动中，沿着肩部从上到下轻轻地滚动。上肢连续按摩 5 遍，再从上臂搓到手，做 3 遍。

3. 轻轻抖动胳膊 15 秒钟。

她照我说的方法坚持每天练习，短短的一个月时间，她的胳膊就瘦下去了一圈儿。她每次看到我的时候，总是把感谢的话说个不停。

生活中，很多女性朋友感觉自己胳膊太粗时，就去做吸脂减肥，结果胳膊是细了，血管却清晰地显露出来了。手术后没过半年，有的女性感到皮肤发硬、手臂发麻，找医生去看。结果医生说，再不治就变成深层静脉曲张，如果血栓堵塞肺部，那就会有生命危险，实在是得不偿失。

我这个方法不但能让您的胳膊变瘦、变细，还不会对健康造成什么影响。而且只要您经常练习，还能使胳膊变得强劲有力。所以如果您经常感觉手上没劲，提不了东西，就可以每天做做这些动作。坚持一段时间，您就会发现，两手慢慢能拿一些稍微重一点的东西了。

别拿"文明病"不当回事

——腕管综合征的推拿调治方

现在，很多都市白领普遍有这样一个毛病：打字时间久了后，常常感觉大拇指、食指和中指麻木，有时候还会伴有酸痛感。这就是所谓的"腕管综合征"。

腕管综合征主要表现为食指、中指和无名指麻木、刺痛或呈烧灼样痛，白天感觉还好，到晚上症状会加剧，甚至睡着了，人也会被痛醒。有些人的腕管综合征发作的时候，疼痛还会放射到肘部及肩部。而造成这一切的最主要原因就是电脑，所以我又把它叫作"文明病"。当然，腕管综合征也不是电脑一族的"专利"，其他一些频繁使用双手的工作者，像音乐家、教师、编辑、记者、建筑设计师、矿工等的发病率也非常高。

很多人出现腕管综合征以后，都不以为意，认为甩甩手就好了，其实这种想法大错特错。甩甩手只能暂时地缓解疼痛、酸麻的症状，除不了根。如果不及时治疗，腕管综合征很有可能就会引起手部肌肉萎缩，到那时候，调治起来就麻烦多了。

我认为，腕管综合征产生的原因主要是手上的筋受到了伤害。什么是筋？《说文》中说："筋者，肉之力也。"意思就是说，筋就是促使肌肉发力的东西，由于筋的伸缩力、弹性的存在，我们的手才能正常地活动。

中医认为"肝藏血，血养筋"，筋是肝的精气所聚，如果肝血充足，筋得以滋养，就能筋健力强，四肢关节活动灵活，屈伸自如。相反，如果肝血不足，筋失所养，轻则关节屈伸不利，重则四肢麻木，筋脉拘急，甚至会出现手足抽搐、震颤等现象。所以您在做推拿治疗的时候，不仅要按摩手部的患处，还要找一些与肝脏有关的穴位进行推拿治疗。

这个推拿方法共四步。

1.用手掌掌面或五指揉摩捏拿前臂部，从肘关节处到腕部来回做10～15遍。

2.用大拇指和食指捏住患肢的每个手指进行牵拉拔伸数次。

3.用大拇指指端点按内关、大陵、阳溪、阳池等穴位，每个穴位点按1分钟，使之有酸胀感。

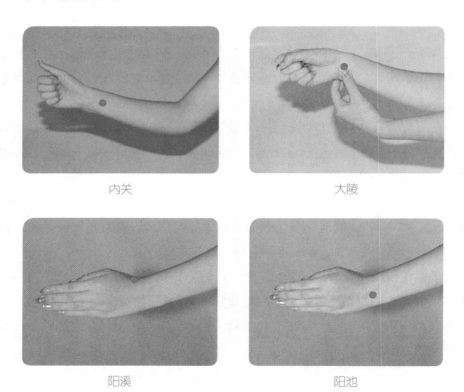

内关   大陵

阳溪   阳池

4.用健手握住患手做屈伸、侧偏、环绕及摇腕动作各20次。

我用上面这个方法治愈过一百多个受腕管综合征折磨的人，他们练习一段时间后，都说效果很好，而且见效很快。

关于治疗腕管综合征，我还发明了一种药，叫伤痛酊，这是我的得意之作。如果您在河南的话，在当地的医院里就能买到。

｜ 腿不疼不酸就是福 ｜

——健身先健腿

对于中老年朋友来讲，有一双强健的腿将会给他们的生活带来很多精彩，可以登上崇山峻岭，可以爬长城等。但是，倘若他们两腿行动不便、痿软无力，走起路来行动迟缓，步履蹒跚，那他就只能在居所的附近徘徊了。

有一次，我在家附近的公园里锻炼的时候碰到了一个朋友。在闲聊的过程中，我得知他的膝关节经常疼痛，虽然他只有五十多岁，但拐杖已经三年不离手了。他说："我这辈子最大的遗憾就是没认认真真地爬过一次高山。以前是不爱爬，后来想爬了，膝盖受不了，又没机会了。"

当时，我给他做了一下检查，发现他的膝关节微微发肿，按上去的时候，他会感觉痛，而且我按到两侧膝关节内侧的时候，痛感更为明显。他还补充说，走路时，有时候还会隐隐听到关节里面有摩擦声。这显然是中老年朋友最容易患的膝关节骨性关节炎。于是，我就教给了他一个很简单的方法。并对他说："你按照我说的去做，你的拐杖没准就可以扔掉了，说不定爬山也不成问题。"他听我这么一说，直问我怎么做。其实方法很简单，就3个动作。

1. 用双掌对合搓揉法从大腿搓揉到小腿部，做2遍，并点按环跳、血海、阳陵泉、委中、承山、足三里、三阴交等穴位各1分钟。

2. 从大腿到小腿连续用拿揉法操作10遍。

3. 用擦法在双下肢从上向下擦动，以有温热感为宜。最后用小鱼际击打腿部6遍。

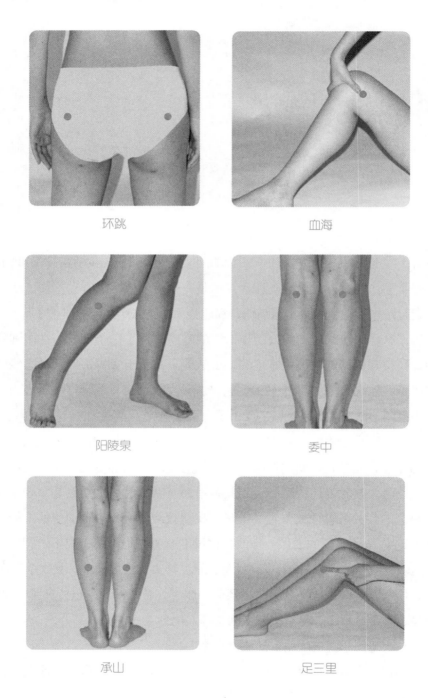

环跳

血海

阳陵泉

委中

承山

足三里

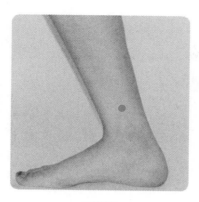

三阴交

　　几个月后，我在公园里锻炼的时候又碰到了他。他跟我打了个招呼，说："高主任，我去爬山了，是云南的玉龙雪山。您教的方法真好，我坚持练习了两个月，就不用拄拐杖了。"

　　在日常生活中，长时间受凉或不注意保暖是关节疼痛的主要原因。尤其是在冷暖交替之际，气温低或温差大会导致肌肉和血管收缩，引起关节疼痛。如果遇到这种情况，中老年朋友最好戴上护膝，平时也可以拿热毛巾之类的东西敷一敷关节。另外，还要减少重体力活，让关节得到充分的休息。

抽筋不再要命

——治小腿抽筋的推拿方和足浴方

　　小腿为什么会抽筋呢？它的发病原因是下肢过度疲劳或遭受寒冷的刺激、游泳时水温过低或时间过长等。另外，妇女怀孕期缺钙也会导致抽筋。

　　如果您经常夜里抽筋的话，那大多跟睡眠姿势有关。例如，长时间仰卧，被子压在脚面上，或长时间俯卧，脚面抵在床铺上，这样就容易引起肌肉"被动挛缩"。另外，大冷天里，您睡觉的时候把小腿晾在外面了，或者用厚被子裹压住了小腿肚，都可能造成小腿抽筋。

　　简单点儿说，抽筋就是肌肉的痉挛，因此，在推拿治疗时，您一定要以舒通经络、缓解痉挛为目的。我这里有一套方法很适合小腿抽筋的人练习，怎么做呢？

　　1. 腿抽筋的时候，慢慢坐起，用拇指在小腿部按揉3～5遍，并点按委中、足三里、承山、悬钟、血海等穴1遍，直到有酸胀感产生为止。

　　2. 用掌根在小腿部擦5遍，再用拇指推法从上往下推10遍。

　　3. 用掌根部或手掌在小腿后肌群部连续拍打1～2遍，再用掌根按揉2遍。

　　4. 用双手抱住小腿部，对称用力进行搓揉，做5～10遍。最后再点按上述穴位1遍。

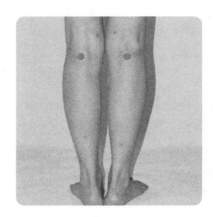

委中

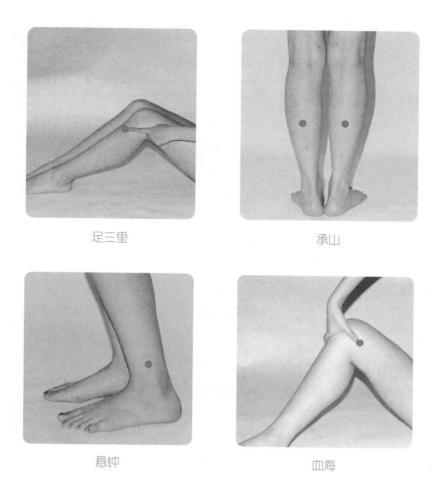

足三里　　　　　　　　　　　　　承山

悬钟　　　　　　　　　　　　　　血海

　　上面这个方法的步骤看起来复杂，其实做起来很简单。您如果经常小腿抽筋的话，就用上面这个方法试一试，您小腿抽筋的次数会越来越少。另外，如果您在游泳的时候有过腿抽筋的历史，在下泳池之前，可以用这套方法来做一做准备活动。

　　除了上面的这套推拿方法，我还介绍给您一个足浴的方子。这两种方法配合起来使用，见效更快。您到药店去买当归20克，伸筋草30克，川牛膝15克，鸡血藤25克，赤芍20克，忍冬藤30克，用水煎半小时，煎出来的药汁用来泡脚。每天晚上泡那么十几二十分钟，不但能让您睡个香甜的觉，还能治疗您腿部抽筋的毛病。

腿疼多因寒气重

——排除腿上寒瘀的"拿捏击打法"

现在，很多人的卧室常年不朝阳，湿气特别重，在这样的环境里待久了，体内的寒气和湿气就会不断加重。另外，有不少人因各种原因受寒，如果不及时处理，时间长了，腿上就会出现疼痛、肿胀等毛病，严重的还会发展成关节炎。

如果您有此类麻烦的话，那就试试下面的方法吧。

拿捏击打法：五指指腹用力从大腿部拿捏到小腿，先拿捏一侧的下肢，再拿捏另一侧，共计 10 遍。然后，用双手的小鱼际从大腿部击打到小腿，连续操作 5 遍，两下肢都要操作。做完后，再虚握拳拍打腿部 1～3 遍。最后，点按下肢的血海、足三里、阳陵泉、丰隆、三阴交 5 大穴位。

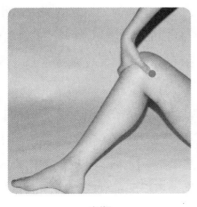

血海

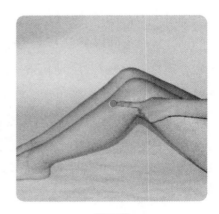

足三里

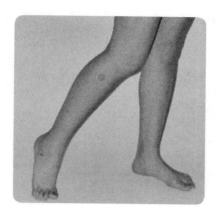

阳陵泉

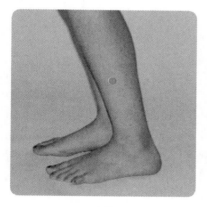

丰隆

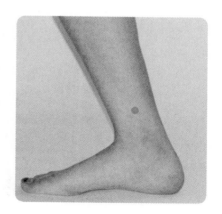

三阴交

人的每条腿上共有 6 条经络，其中足阳明胃经、足少阳胆经和足太阳膀胱经这三条阳经经过大腿外侧，而足少阴肾经、足厥阴肝经和足太阴脾经则位于大腿内侧。无论是捏拿、拍打大腿的外侧，还是点按腿上的穴位，都能最大限度地激活身体里的阳气，赶走腿部的寒湿，知道了这一点，您就明白我上面介绍的"拿捏击打法"的原理了。

所以，当您的腿部因为虚寒而出现瘀肿现象时，您就要按按大腿外侧阳经上的穴位。按摩过后，您最好买一贴狗皮膏药，找到疼痛点或者肿的地方贴上去，很快就能见效。

说到狗皮膏药，很多人会不屑一顾，觉得那是江湖游医骗人的把戏。事实上，狗皮膏药流传了一千多年，传说它还是八仙之一的铁拐李传授给我们的仙方呢！

有一次，我下乡到一个贫困地区去义诊，在当地碰到了许多腿部肿痛的老年人，当时，我就把这个方法介绍给了他们。后来，我再去那里的时候，很多人都说这个方法好用又实惠。

在最后，我要讲一点，很多人都觉得价钱高的药肯定比便宜的药效果好。其实不一定，适合自己的药才是最好的。

手发抖是什么病

　　有一次，我和几个朋友一起去吃饭。期间，一个朋友的手机响了。在接电话的过程中，他的手哆嗦个不停。打完电话后，他对我说："老高，你看我的手又不自觉地抖起来了……"他话音还没落，另外一个朋友就抢过话头说："我也经常感到手指头麻木、疼痛，经常半夜里给疼醒了，醒来后，我甩甩手就好多了。有人说手麻是中风的先兆，害得我饭也吃不香，觉也睡不着。但是我花了600块钱做了一个核磁共振，也没发现什么血管堵塞之类的异常。"

　　我先给第一个朋友做了检查，发现他的手指在做一些细微的动作时，不能正常地完成。食指弯曲时也不能像正常人那样，能碰到指根。再加上我之前看到的症状，我断定这是腕管综合征，估计是电脑玩多了的缘故。而第二个朋友除了手会没有规律地抖动外，还伴有颈部肌肉酸痛的症状。我用手摸了摸他的颈部，发现这一块的肌肉不仅僵硬，还有硬块存在。由于他年龄稍大，有70多岁了，我就问他以前得过什么病？他说有高血压、高血脂和糖尿病。然后我问他别的地方还有没有什么不舒服。他想了想，说平常除了手麻外，还经常会头痛、眩晕。于是我就告诉他，他没什么大问题，这是颈椎病引起的手麻、头晕。

　　针对他们各自的情况，我教了他们两种方法，并告诉他们，第一个朋友只要做第一种方法就行了，而第二个朋友两种方法都要做。

　　第一种方法叫"拿按摇抖法"。我们坐在椅子上，双腿分开，短吸气，长呼气，达到全身放松的状态。接下来，双手交替按拿颈部，按够100次。然后交叉按拿肩部和上肢，按的时候要先按一侧再按另一侧，往返操作10次。

最后，用一只手托着另一只胳膊的肘关节，进行摇抖，抖 30 秒后换另一只手。

一般来讲，做完这种方法后，你就会感觉自己的胳膊格外舒服。这个方法我教给过很多人，他们用完后都说这法子简单又实用。

第二种方法叫"循经揉擦法"。坐在椅子上，然后用掌根从肩部揉到手部，上下往返操作 6 遍，先做一侧再做另一侧。再用掌面从上臂擦到腕部，连续做 3 遍。这种方法可以通经络，散风寒，缓解手臂、手腕、肩部的疼痛。

虽然都是治手麻的，但这两种方法各有各的用途。如果把手麻比作是交通堵塞的话，"拿按摇抖法"主要是针对关节，解决的是十字路口的交通拥堵问题。而"循经揉擦法"解决的则是两个路口之间那一段道路上出现的问题。

除了上面我介绍的这两种方法，您还可以买当归 15 克，红花 10 克，制香附 10 克，丹参 20 克，桑枝 10 克，伸筋草 20 克，透骨草 20 克，每天放在火上熬一剂，早晚服用。

不到一个星期，两个朋友先后都打电话给我说，他们的手麻症状已经大大减轻了。第二个朋友还说，自己除了手变灵活了外，头脑也比以前清醒多了。

我是专门搞推拿的，这么多年的临床实践证实，经常给上肢和手臂做做推拿，有助于经络的畅通，同时还可以促进手臂的血液循环，起到调和气血、灵活手指的作用。而且，坚持一段时间，您还会意外地发现手臂变得刚劲有力了。

膝关节痛，用大鱼际来揉

有一年冬天，天气特别寒冷，一个朋友来门诊部找我看病。他说，天气只要稍一降温，他的腿就疼。

我问他这毛病是从什么时候开始的。他说："大概是九几年的夏天，我骑着自行车在路上走，刚走一会儿，天一下子就暗了下来，豆大的雨点随着雷声落下。我本来想下车躲雨的，可是后来一想，10分钟就骑到家了。再说，这雨也不知道会下到什么时候，我就冒雨骑回家了。打那次以后，只要一碰到下雨天，我的腿就开始疼。"我告诉他，下暴雨的时候，是谁都会回家心切的，这个时候，人的七情六欲都交织在一起，情绪本来就不稳定。另外，下雨的时候，由于急着回家，骑车的速度会非常快，因此很多人都会出一身的汗。人一出汗，全身的毛孔就都处于张开的状态，这样就会给湿邪、寒邪入侵的机会。外湿（下雨）内热（出汗）混合在一起，如果处理不及时，就很容易导致湿热下注，出现膝关节疼痛。

跟他讲解完后，我就开始给他做推拿治疗。首先，我找到他关节疼痛的那个点，用大鱼际根部按揉这个压痛点。有的人就会问了："我怎样才能找到这个点呢？"其实很简单，您用拇指按摩膝关节的时候，有一些部位会比较疼痛，一般在膝关节的内侧或者外侧，这些就是压痛点。找到压痛点后，您要用大鱼际根部进行按揉，揉到有温热感产生就可以。按摩过压痛点后，您还要按梁丘、血海、足三里、阳陵泉这四个穴位各半分钟，再用两手手掌摩擦膝关节200次，最好每天早晚都要做，而且天冷的时候要注意戴上护膝。

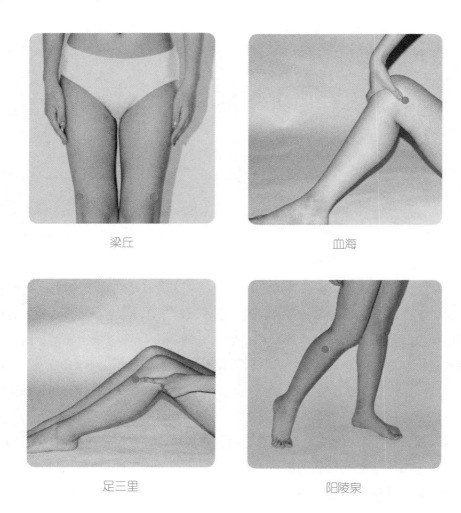

梁丘

血海

足三里

阳陵泉

　　他回家后照着做了。三个月后，他再见到我的时候，说自己的腿已经好多了。刚开始遇到变天的时候，膝关节还会隐隐作痛，但发作的次数越来越少了，疼痛感也减轻了不少。

老寒腿不是爸妈的专利

　　我家小区里住着个老先生，他有老寒腿的毛病，已经有十多年了。他说，自己从来没看过电视上的"天气预报"，但是他也能知道第二天是什么天气，因为他的腿就能"预知"天气。快要到刮风下雨的时候，他的腿就开始疼起来了。特别是在冬天，那日子就更加难过了。

　　他来找我的时候，我就教他在腿部做按揉推擦法，有目的地去推拿。两个月后的一天，他在路上碰到了我，说自己的腿好多了，再降温的时候，疼痛已经大大减轻了。

　　这个腿部推拿法怎么做呢？我们可以坐在床上，全身放松，用两手的指面从大腿部按揉到小腿部，连续操作5～10遍。然后用双手手掌附着在大腿两旁，沿着大腿的两侧向膝关节处及小腿部推擦，先推擦一侧的下肢部，再换另一侧推擦，上下往返推擦数次。这种方法可以起到疏通经脉、荣养筋肉、防止肌肉萎缩等作用。

　　我们为什么要擦腿的外侧呢？因为足部的三条阳经——足阳明胃经、足少阳胆经和足太阳膀胱经都经过腿部外侧。而老寒腿属于寒证，按摩腿上的阳经有助于振奋阳气。阳气充足了，气血运行就有劲儿了，腿自然就壮实了。

　　中国有句俗话，叫"人老腿先老"，为什么呢？这主要与腿上的感觉神经、运动神经逐渐衰弱有关。另外，腿离心脏的距离比较远，腿上的血液回到心脏的时间也比较长，因此很多人容易因为血液循环不畅而出现腿脚乏力、疲劳等问题。再者，腿部平时承担的负荷大，衰老得快也就不难理解了。

　　有一次，我跟一位心血管科的专家聊天。他认为，腿部肌肉结实，心脏才会强壮。一个步伐稳健、行走如风的老人，他的心脏一般是健健康康的，这样的人一般也会长寿。所以通常情况下，您只要小腿结实，就等于是给长寿买了份"保险"。

我很赞同这个心血管科专家的观点，下肢不单要支撑全身的重量，它还负责支配下肢的运动，所以对人体的健康至关重要。经常在腿上做做保健推拿，不仅可以改善人体的内脏功能，强健腿脚，而且还能通过刺激腿上的经络、穴位，推动气血运行，平衡阴阳，滋润筋骨，使关节变得灵活，进一步起到延缓衰老的作用。

值得提醒的是，如果您患有老寒腿的同时还伴有脉管炎、静脉曲张等毛病，那在做"按揉推擦法"的时候，就只要向上推，不要向下推了。因为这些毛病都是由于静脉回流出现了问题，向上推有利于静脉的回流。

另外，在做推拿前，您如果用当归20克，红花10克，伸筋草30克，苍术10克，白鲜皮15克，马齿苋30克，川牛膝10克，制香附10克，加入800毫升水，煎开后再用文火煎半小时。将熬出来的药汁用来泡脚，泡上半小时后再去做推拿，那效果就不止是加倍那么简单了。

一些中老年朋友是腿部疼痛，而有一些人则是四肢冰凉，晚上睡多久，脚也是冰凉的。比如说，有一次，一个脚下发寒的五十多岁中年人到我的诊所来看病时说："高大夫，我的双脚一直是冰凉的，每天晚上睡觉的时候，我总感觉脚是露在被子外面的，可是起来一看，被子掖得严严实实的。现在都到四月份了，我还要用热水袋焐脚。一年四季，我大概也只有夏天用不着热水袋了。"我告诉他，治疗这病只要每天晚上花上40分钟，而且不用怎么花钱。他连忙问我怎么办。我说，选川牛膝、川芎各30克，

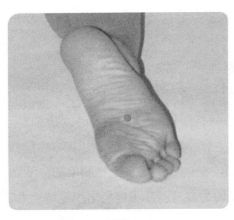

涌泉

把药加入到 1000 毫升水中，然后放到火上熬半小时。熬好后，把药汁倒入洗脚盆里，先熏后洗，水凉了就往里面续开水。每天晚上泡 40 分钟就可以了。

　　这几味药都具有补气血、逐寒湿、温经络的作用，适合于长期受寒湿影响或各种原因导致的气血虚亏、腿脚发凉的人使用。

　　泡完脚后，脚掌心相对，然后用双脚相互摩擦脚底的涌泉穴，这样可以驱寒。您如果觉得双脚摩擦有困难，那就换成手。擦左脚的时候，就用左手抓着脚趾头，右手搓涌泉穴。左右脚上的涌泉穴都要搓，每只脚揉上 200 次。

治冻疮不用药

一天，一个 20 岁左右的小伙子到门诊上来找我。他说："高大夫，每年一到冬天，我的手都要冻肿了。我今年上大四，冬天就要考研究生了。我现在手肿得跟馒头一样，坐在有暖气的屋子里，一会儿手就发痒，根本就无心复习。"

冻疮产生的根本原因是皮肤的耐寒性差，局部的血液循环不畅。而中医认为它是由于人体的阳气不足，再加上寒湿等外邪的侵袭，使得气血运行不畅，瘀血阻滞而发病。

于是，我就问他："你是不是一到冬天就手脚冰凉？"那个学生说："是呀，晚上睡觉的时候，我根本就暖不热被窝。"于是，我让他去买瓶红花油，滴几滴在肿的地方，揉上 2 分钟，然后双手互搓 8 分钟（包括手掌互搓、手掌搓手背、手背搓手背），最后在肿胀的地方上下搓揉或梳理、牵拉各 10 遍。如果是耳朵、脚等地方冻肿了的话，就在耳垂、耳边、足趾等地方反复搓揉、拿捏、牵拉和屈伸。这个学生听了我的话，回去后没事就搓一搓，才过去半个月，他就打来电话说肿已经消退了。

长冻疮的时候，症状只是肿痛还好处理一些。有些人不仅会出现红肿，还会皮肤溃烂。有一次，我碰到一个文学青年，30 多岁了，到冬天的时候，手仍然会冻烂。他跟我说，他的冻疮都已经有 20 多年的历史了。小时候，他爸妈给他试过很多种方法，像用茄子秧熬水洗手、用热水烫手、用辣椒杆儿水泡手、用湿煤烤手等，都不怎么见效。当时，我就介绍给了他这样一个方子，选当归 20 克，丹参 30 克，制香附 20 克，桂枝 20 克，10 厘米长的泡桐树嫩枝 7

根，用水煎半小时后，把药汁倒出来洗手。每晚洗 40 分钟到 1 小时，坚持一段时间，溃烂的地方就会愈合。

　　这个青年回家后按照我说的去做了。不到两个月，他就打电话给我说，他的手不肿也不裂了，还直感叹说："中药真神，我这冻疮都快 30 年了，现在终于好了。"

足跟痛，手来救

　　足跟痛的特点只有一个，那就是痛，痛得让人吃不香、睡不着，痛得让人坐立不安。其实，这主要是因为足跟部长有骨刺。一般来说，这种毛病在40～60岁的中老年人中比较普遍，尤其是体型肥胖，经常走路、久站的人。

　　很多人由于受足跟痛的折磨，脚跟不敢着地，一沾地就钻心的痛，很多人因此走路一瘸一拐的。刚开始，足跟痛只表现为足跟部红肿、压痛剧烈。但是，由于很多人没有在意，结果形成了慢性损伤。早晨起床后一下地，折磨就开始了，稍一活动，疼痛会减轻一些。但多走几步路后，疼痛又会加重，一天下来，没有几分钟是消停的。

　　中医讲"通则不痛，痛则不通"，这句话的意思是说，气血通畅无阻了，身体上就不会有疼痛产生了。如果身体的某一处时不时地疼痛，那肯定是因为这一处血瘀气滞了，气血堵在这里，散不开了，阻塞了经络，这一块就开始莫名地痛了。当然，也有些老年朋友是因为全身器官衰退，肝血不充、肾阳不足，导致筋骨衰弱，这时候如果再加上风寒湿邪的侵袭，就会导致经络闭塞而出现疼痛。

　　足跟痛的时候，您可以在脚上找到一个压痛点，这是最痛的地方，也是气血最不顺畅的地方，因此，推拿的时候，您要围绕这个压痛点"多做文章"。具体该怎么做呢？

　　1. 用拇指在足跟部反复按揉数遍，再用拇指从后向前推足跟部及足周围和踝部20遍。然后在脚上的水泉、照海、申脉等穴位及压痛点处重点按揉和捏拿，这样可以起到活血止痛的作用。

2. 用掌根揉摩足部及小腿后侧 3 ～ 5 分钟。

3. 用拳背由轻到重叩击足跟部 30 遍，再用小鱼际叩击足跟 3 分钟。

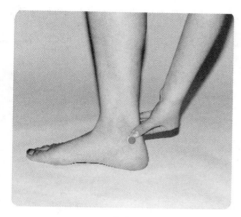

水泉

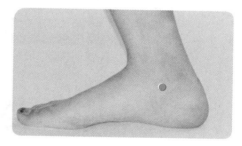

照海

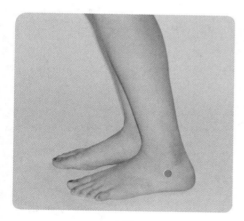

申脉

4. 用大拇指、食指和中指提拿跟腱 5 ～ 10 次。

5. 在局部抹上按摩乳或鸡蛋清，先揉搓数遍，再用擦法擦热足跟部。

这个方法我曾经介绍给一个纺织工人用过。她由于工作的关系，每天一站就是三四个小时，有时候甚至要站上七八个小时。一天站下来，全身的神经都紧绷着，一点都不得放松。她才 33 岁，左侧足跟痛就折磨了她两年。她找到我的时候，我就告诉她用鸡蛋清每天在压痛点上抹一抹，然后照着上面的方法揉搓。她试了一个月零几天，疼痛就缓解了。

　　除了上面的这个方法，我再教给您一个治足跟痛的小验方吧。找一个干辣椒，剪开去籽，将辣的一面包在足跟痛处，再用胶布固定，24 小时换一次。这样也很快就能见到效果。

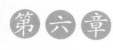

第六章

保护好人体的"中原地带"

——胸腹部问题的高氏推拿保养方案

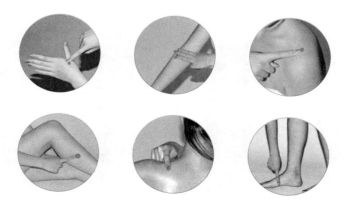

腹部是"百病"必争之地

　　有一次，我碰到一个30岁出头的中年女性。在谈话的过程中，她一一说出了她的毛病：肥胖、便秘、肚胀、青春痘等，问题非常多。她说，药也吃了几十种，吃得她现在一闻到药味儿就想吐。虽然吃了这么多药，但问题仍然没有解决。而且她还经常感觉肚子里面胀胀的，即使两三顿没吃东西，仍然感觉跟吃得很饱一样。

　　我没再继续问，就给她介绍了一套叫"摩腹按揉法"的推拿方法，让她回家后坚持做。怎么做的呢？

　　我们躺在床上，双腿蜷起来，做几次深呼吸，让腹部放松。然后点按中脘、天枢和气海三个穴位，每个穴位按1分钟。做完后，我们把手掌贴放在肚脐上，按顺时针方向揉2分钟。最后把左手放在右手背上，用右手的大鱼际从剑突推到小腹，操作10～20次就行了。

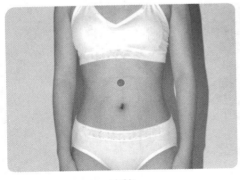

中脘

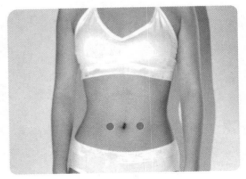

天枢

她听了我的话，回家坚持练习了一段时间，腹胀就完全消失了，人瘦下来了不说，脸上也光亮了，吃饭的时候胃口也好了。用她家人的话说，腹胀那会儿，她看见吃的就饱了。现在她好像回到了小时候一样，看到什么吃的都有食欲。

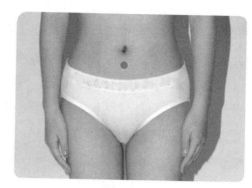

气海

如果有家人在的话，你也可以让家人坐在床边，把手掌放在你的肚脐上，均匀地、用力地按顺时针方向按摩 3～5 分钟，然后用食指、中指和无名指的指腹从上腹部推至小腹部，连续做 2 分钟。最后再点按中脘、气海穴各 30 下。

一般情况下，这样连续做两三天，您就可以看到明显的效果了。

腹部处于人体的中部，是许多重要经脉汇聚的地方。这一块儿又是脾胃的所在地，所以腹部又是人体的"后天之本"营卫气血的发源地。

这可能不太好懂，打个比方说，腹部就好像我们国家的中原地区一样，物产丰富，因此，古人说"得中原者得天下"。养生也是一样，把这一块儿给照顾好了，五脏六腑的营养供给就永远不会断。

经常推拿腹部能促进人体的消化功能，达到健脾和胃、顺气消胀、止泻通便的作用。这个方法不仅适用于中老年朋友，婴幼儿也同样适用。

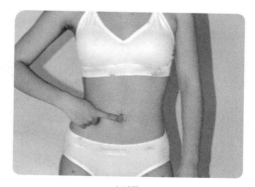

神阙

说到这儿，有一点我需要提醒您一下，去外地出差或是旅游的时候，很多人到目的地后，因为不适应当地的饮食和生活环境，刚开始的那几天，多多少少都会有些肚子不舒服。如果是这样，您可以在出发前三四天做一做这套推拿动作。我自己要是到外地旅游或参加学术会议时，都会这样做一做。这样到了那儿以后，就基本上不会有什么不适应的症状出现。

　　说到这里，可能有人会奇怪，为什么摩腹按揉法一定要按顺时针方向做呢？这是因为从生理结构上讲，肠道的运行路线是右肋部下方的升结肠→上腹部的横结肠→左肋部下方的降结肠→下腹部的乙状结肠→肛门。很明显，按顺时针方向摩腹正好有利于浊物的排泄。

　　另外，如果您会拔罐的话，按揉过后，您也可以在神阙穴（也就是我们常说的肚脐处）拔上五六分钟罐，效果会更好。

国人"第一疾病"

——高血压的推拿调治方

　　高血压是中老年人常见的疾病之一。中医认为它的发生与精神不良、饮食不节、内伤虚损有着一定的关系。

　　一般来讲，高血压在早期只是在精神紧张、情绪波动较大或者失眠劳累的情况下才会出现，表现为轻度而短暂的血压升高，紧接着就会出现头晕眼花、大脑胀痛、耳鸣、烦躁等症状。稍微休息后，血压即可恢复正常。发展到后期，患者就会经常出现头疼、头晕、头胀、耳鸣面赤、烦闷、全身乏力等症状。

　　因为高血压的早期症状不太明显，所以很多人都不会注意到。等到已经发现的时候，高血压都已经发展到中晚期了。这对大多数的中老年朋友来说，是非常危险的。生活中就有很多中老年人因为血压突然升高，眩晕而栽倒在地，结果导致中风，半身不遂。

　　除此之外，高血压还会引起心绞痛、心肌梗死，甚至引起肾动脉硬化，影响肾功能，进而导致尿毒症。所以对中老年朋友来说，定时去医院测血压很有必要。在这里我也给您介绍几种方法，平时多做做就能有效地预防高血压。

　　先介绍一个足浴的方法。到药店里买上黄芪 30 克，当归 20 克，何首乌 30 克，川牛膝 15 克，夏枯草 30 克。加入 800 毫升水，熬上半个小时，然后把药汁倒在洗脚盆里，开始泡脚。水凉的时候就续些开水，每天晚上泡半小时就行了。当然，用足浴桶来泡，效果会更好。

另外，我这里还有一套治疗高血压的保健操，效果也非常好。怎么做呢？

这套保健操共有6个动作，步骤比较多，但经实践证明，它降血压的效果非常好，所以您也不要怕麻烦。

预备姿势：坐在椅子上，眼睛微闭，双足分开与肩同宽，双手平放于大腿上。

1. 攀头醒脑：分别按摩两侧太阳穴、头维穴、风池穴、天柱穴、合谷穴各6次。然后用双手的大小鱼际由耳朵上的率谷穴往下推，经过耳后，直到人迎穴处（耳前用小鱼际，耳后用大鱼际）。

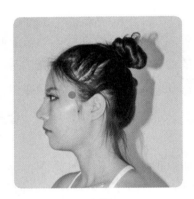

太阳

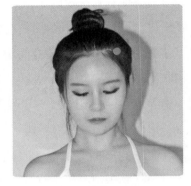

头维

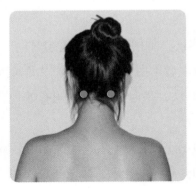

风池

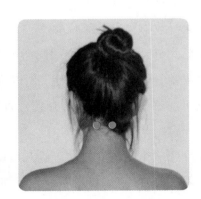

天柱

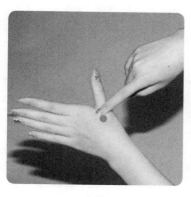

合谷

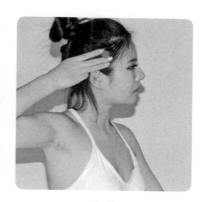

率谷

2. 开弓降压：先用右手的大鱼际推左桥弓，再用左手的大鱼际推右桥弓（桥弓即人体脖子两侧的大筋）。左右手交替做 15 次。做的时候，衣服的领扣要解开，然后头稍微往后仰。

3. 曲肘清热：先用右手的大拇指按揉左侧曲池穴，再用左手的大拇指按揉右侧的曲池穴。左右手交替做 15 次。

4. 拔关宁心：曲肘，前臂置于中立位。先用右手的大拇指揉左侧的内关穴，再用左手的大拇指揉右侧内关穴。左右手交替做 15 次。

5. 按阳泻火：按揉两侧足三里穴各 5 次。

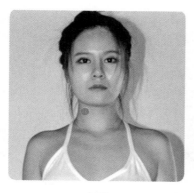

人迎

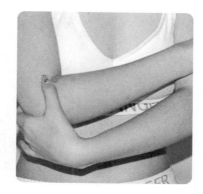

曲池

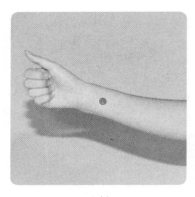

内关

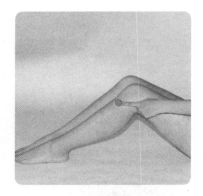

足三里

6. 宽胸理气：起立，两腿分立，做深呼吸运动。刚开始的时候，双臂缓缓抬起，同时扩胸深吸气；然后双臂缓缓放下，同时深呼气。两个动作交替进行 5 次。

经过临床的多次验证，这套操防治高血压的效果确实非常不错。您每天早上晨练的时候就可以做一做，要不了多长时间，动作熟练了不说，您会发现血压也慢慢地稳定了。

疏肝理气才逍遥

—— "分阴阳利肝胆" 推拿法

有一次，我在坐门诊的时候，一个面容消瘦的中年人在妻子的陪同下来找我看病。当我问这个中年人有什么不舒服的时候，他的妻子把话茬儿接了过去，说道："他的毛病可真多，整天不是这儿不舒服就是那儿不痛快。他经常说嘴里发苦，嗳气，晚上翻来覆去睡不着觉不说，还经常做梦，半夜里睡着睡着就惊醒了。"

我看了看这个朋友，虽然刚五十出头，但是头发却已经白了一大半了。他叹了口气说，自己平时一点办法也没有，而且他因为工作比较忙，很少在家里吃饭，虽然酒喝得不多，但是每周都要喝上五六次。最近，他老感觉两胁胀痛，肚子有点鼓胀。听他讲完后，我又按了按他的右上腹部，他感觉有些痛。于是，我就告诉他："赶紧锻炼吧，再不锻炼，你的肝就要有麻烦了。"他听后吓了一跳，脸色顿时就变了，说："啥？我的肝也有问题？这可怎么办呀？"我说："每天早、中、晚吃完饭后半小时，你按照这个方法推拿10分钟，所有的问题都可以迎刃而解。"

这套推拿法叫"分阴阳利肝胆"。具体怎么做呢？平躺在床上，双腿蜷起来，全身放松，两手放在任脉上，从上胸部经膻中、鸠尾、上脘、下脘、神阙、气海等穴分推到关元穴，连续操作20遍。很多人都觉得这些穴位难找，其实，它们大多位于两乳头之间自上而下的那条线上，您很容易就能找到。然后用手掌或五指指腹推抹肋部，先推一侧的肋部，做完后再推另一侧，自上而下地推抹10遍。

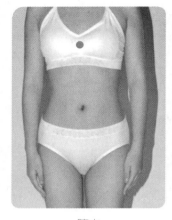
膻中

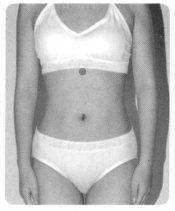
鸠尾

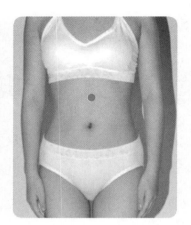
上脘

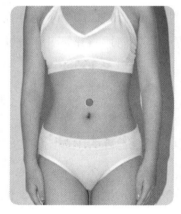
下脘

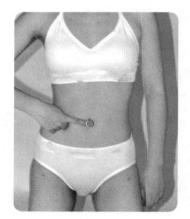
神阙

　　这个朋友早晚都让妻子给他做推拿，因为离医院较近，中午的时候，他就来我这儿做，效果真是一天比一天明显。半个月后，他对我说："舒服，现在我全身感觉畅快多了。肚子不胀了，嘴不苦了，两胁也不疼了。"我告诉他："你以后中午也不要过来了，每天早晚在家接着推拿2个月，巩固一下效果就成了。再隔一段时间，每天晚上做一次就可以了。"

　　中医认为，肝是"将军之官"，它喜条达，主疏泄。因此，如果肝脏失于条达，很多人就会出现两胁胀痛、胸闷不舒服，看见东西就恶心，吃油腻的东西就想吐，平时吃饭也不香，还经常感觉肚子里有阵痛等症状。

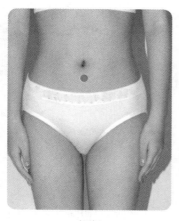
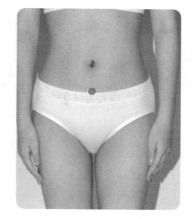

气海　　　　　　　　　　　　　关元

　　另外，大家都知道，肋部为肝经和胆经经过的地方。所以做这套动作能起到宽胸消胀、疏肝理气、平衡阴阳的作用，非常适合经常胸闷腹胀、两胁胀痛、气滞肝郁的朋友练习。

　　除了这套推拿动作，生活中还有很多可以疏肝理气的食物。如果您出现了上面的这些症状，不妨亲自下厨试一试。例如，莲藕是顺气的佳品，它不但能通气，还能健脾和胃，养心安神，我们可以用清水煮藕食用或煮粥的时候放进去一点藕丁就可以了。

　　生活中，很多家庭都有吃饺子的习惯。其实，用萝卜、茴香做饺子馅，吃了可以消气、顺气。还有，泡茶时放几瓣玫瑰花进去，也能起到疏肝理气、宁心安神的作用。

　　最后，我要着重一提的是柑橘。很多人在吃橘子的时候，都喜欢把它剥得干干净净的，连橘络也给剥掉。这就太可惜了，因为橘络不仅可以理气消滞，还可以通络化痰。

　　选青皮、陈皮各100克，把它们捣烂后加醋炒热，然后用纱布包住，乘热熨痛处，反复数次。这样就可以缓解两胁疼痛的症状。陈皮大家都知道，把熟透的橘子的皮剥下来，晒干后就叫陈皮。而青皮就是橘子还是青色的时候，把皮剥下来，然后晒干就是了。中医认为，陈皮具有理气温中的功效；而青皮则入肝经、胆经和胃经，可以疏肝破气，消积化滞。

　　生活中的很多东西，只要我们会用，就都是除病的良方。

按胸摩背，大补气血

　　我有一个亲戚，曾经生过一场大病。经过一段时间的治疗，病情是好转了，可是整个人也性情大变，原本很机灵、很爱说话的一个人，突然就变得沉默寡言了，还经常生病。用她的话说就是"风一刮就感冒，天一冷就四肢冰凉、畏寒怕冷，天太热的时候会心烦气躁，如果连下几场阴雨，她就浑身黏腻不爽，一吃辣椒、羊肉就上火"。

　　她问我这是为什么，我就告诉她，这主要是因为五脏的气血不足所致。五脏六腑没有一点防卫能力，风、寒、暑、湿、燥、火这些外邪哪一样都可以随意欺负它们。这种情况下，人怎么会不生病呢？

　　她听了连连称是，问我怎么办。我就给她介绍了一个推拿的方法，让她回家后坚持做。那该怎么做呢？

　　1. 躺在床上，用掌根向前或向下推前胸部，各推 5 遍，做完后点按膻中、章门、期门穴各 1 分钟。

　　2. 在胸部及胸大肌处旋转按摩 5 遍，再用单手捏拿肩部的肌肉几分钟，先做一侧再做另一侧，以有酸胀感产生为宜。

　　3. 坐起来，用长柄按摩捶从上向下叩击背部 5 遍，要稍微用点力。再用保健轮擦背部和腰部，达到有温热感为止。

　　4. 站起来，两虎口向下，放在髂骨（髂骨就是屁股上有骨头的地方）的最高点上，然后双手掌向下一起擦腰背部，以达到有温热感为宜。

　　她按照这个方法每天坚持练习，半年后，整个人又恢复到了生病前的状态，变得机灵、爱说话了，落下大半年的农活也开始抢着去干了。

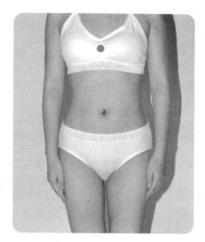

膻中

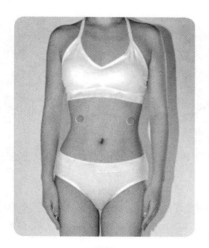

章门

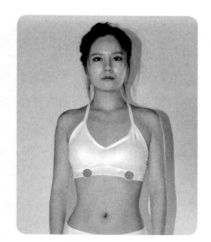

期门

推拿养腹胜人参

　　生活中，腹痛、腹泻、腹胀的人特别多，原因在哪儿呢？除了受寒、受凉等因素外，主要是因为他们吃东西太过了，要么是吃得太凉了，要么是吃得太油腻了，要么就是食物热量太高，我在门诊上经常碰到这样的人。

　　有一次，我下乡去义诊的时候，发现当地有不少人都存在腹痛、腹泻的毛病。我当时就给他们介绍了一套推拿方。他们用过之后，普遍都反映说效果非常好。有的家长还说，小孩子食积了，用这个方法给他治一治，也用不着上医院了，而且很快就会好。

　　这个方法操作如下。

　　1.点按中脘、天枢、气海、关元等穴位各1分钟，然后把左手压在右手上，贴放在肚子上，用摩法按顺时针方向摩腹5分钟。

　　2.用手掌从上腹部推至下腹部，做30次。再以两手的大拇指附在剑突下肋缘的两侧，沿肋弓向下推至小腹，做30次。

　　3.用掌根推法从上腹部向下推至下腹部，连续操作30次，再用振法在中脘、气海处各震颤2分钟。

　　摩腹是历代的养生专家都推崇的一种方法，比如说，隋朝京墨先生所写的《神仙食气金柜妙录·治万病诀》中就专门提到了"摩腹"一法。再比如说，唐代司马承祯所写的《服气精义论》中也有"摩腹绕脐"的记载。

　　摩腹为什么有这么大的功效呢？腹部是气血生化之所，与消化系统和泌尿生殖系统有关的脏器，如胃、肠、肝、胆、膀胱和卵巢、子宫等都集中在腹部这一块儿，所以经常摩腹，不但可以健脾，促进消化，还可培植元气，使气血生化旺盛，进而起到防治全身疾患的作用。

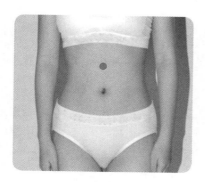

中脘

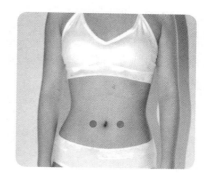

天枢

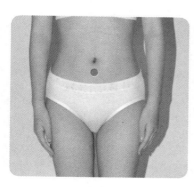

气海

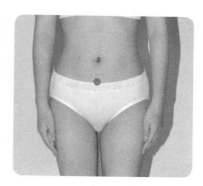

关元

　　另外，有的女性总嫌自己腰太粗。您只要每天做一做这套动作，就能促进体内的代谢，减少脂肪的堆积，让人艳羡的小蛮腰也很快就能拥有了，不过想达到这些效果关键在于坚持。

　　还有，这个方法对改善消化不良、腹胀等症状很有好处，所以如果您有慢性胃炎、胃下垂、肠功能紊乱、慢性结肠炎、习惯性便秘等胃肠疾病的话，就赶紧试试吧。

　　但有两点需要强调一下，这个疗法一般要在饭后2个小时进行，切不可空腹按摩。另外，这个方法调理的大多是胃肠道的慢性疾病，因此患者一定要持之以恒，可不要三天打鱼，两天晒网。

　　除了上面介绍的这个推拿法外，您还可以用下面这个方子来调养。把五倍子研成粉，加点水，做成小拇指指甲盖大小的丸，敷在肚脐上，然后贴上胶布，一般 12 小时后换新的再贴。

　　五倍子具有敛肺降火、涩肠止泻、敛汗止血、收湿敛疮的作用，因此如果您经常因为肺虚而久咳，或者是拉肚子、盗汗等，都可以用这个方法来进行贴敷治疗。

双手一推，缓解胃痛

现在，无论是中老年人还是年轻人，患胃病的人数是越来越多了。原因有很多，其中，整天在外面过食油腻的东西、饮食不规律是主要原因。

中医说，饮食不节，饥饱无度，喜欢吃过于油腻或生冷的食物就容易导致内生湿热，胃失和降，进而导致胃脘作痛。对于这种原因引起的胃痛，有些人还常常会伴有反酸、嗳气、腹胀、呕吐等症状。

另外，很多人在夏天的时候贪凉，晚上睡觉的时候不盖被子，导致腹部受凉，第二天就出现了肚子疼。长时间这样的话，就会诱发慢性的胃脘痛。一般来说，这种情况引起的胃痛，吃热饭的时候，疼痛就减轻，但是稍微沾一些冷饮、冰镇啤酒之类的凉东西时，胃准疼。当然，还有的人一生气就感觉跟吃饱了一样，这样也会引起胃脘痛，这主要是由于情志激动或忧思恼怒导致气郁伤肝，肝失疏泄，横逆犯胃所致。

中医常说"治病必求于本"，引起胃脘痛的根本原因就是脾胃不和、胃气不降。因此，用一些健脾和胃、理气止疼、温经散寒的推拿手法就能把胃寒驱走，这才是调治胃病的根本之法。该怎么做呢？

1. 平躺在床上，按揉腹部的中脘、天枢、气海三大穴，每个穴位按摩1分钟。

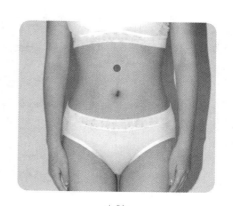

中脘

2. 把左手叠放在右手上，然后用右手手掌心按顺时针方向，沿肚脐四周按摩 5 分钟，做完这个动作后，一般很多胃痛、胃胀的人就会感觉胃里有股温热感。

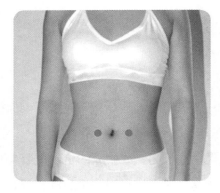

天枢

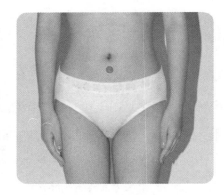

气海

3. 把右手手掌放在胃脘部从上推到小腹部，连续操作 10 次；然后用双手从胃脘部向下分推到小腹部，连续操作 10 遍。

4. 拿着按摩捶，用推法在督脉及两侧膀胱经循行方向，从上向下连续推动 2 遍。然后改换双手分推法，从脊柱向两旁分推，连续操作 3 遍，这样就可以达到治心口痛、除胃寒的目的了。

这个方法在调理脾胃、驱走胃寒的同时，还有利于引胃气下行。

另外，当您感到胃里发寒的时候，就去买一些大青盐放在微波炉里加热，然后用布包上。每天早、中、晚各热敷胃部 10 分钟，效果也会出奇得好。

胆结石疼痛，点穴来帮忙

　　有一次，一位姓张的男同志来找我看病，他当时只是感觉颈椎不舒服。但是，我在给他做推拿的过程中，按到他的右侧乳头垂直向下最下方与胸骨剑突水平线的交叉处时，他不自觉地喊了一声"疼"。我就仔细地给他做了检查，然后告诉他："你有胆囊炎。"他听后附和了一声，但他的态度告诉我，他对这事根本就没在意。

　　2个月后的一天下午，我接到了一个电话，对方说："高大夫，我姓张，是2个月前找你看颈椎病的。今天下午我去广场上跳了会儿交谊舞，回来冲了个冷水澡，右胸部就痛得厉害。你以前说过我有胆囊炎，我想这回可能是胆囊炎发作了，您说我怎么办才好？"

　　于是，我就告诉他："你用手掌面按顺时针方向按摩右侧的上腹部，5分钟后，你再找到中脘和气海两个穴位，各用大拇指指腹点按1分钟，先把疼痛给止住了。中脘穴在肚脐上5指，气海穴在肚脐下两指的地方。"

　　过了10分钟，他又打过来电话，说疼痛已经止住了。

　　然后我就告诉他，以后每天早晚都要这样按1次，做完后还要加上下面这两个动作。

　　1. 用拇指指端点按胆俞、肝俞、阳陵泉各1遍。每个穴位30秒钟以缓解疼痛。

　　2. 用掌根揉法从上腹部及胆囊区揉到小腹部，反复揉动3～5分钟。再点按上述穴位1遍，以达到有酸胀感为宜。

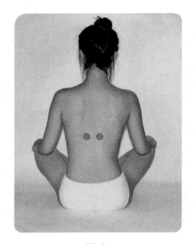

胆俞

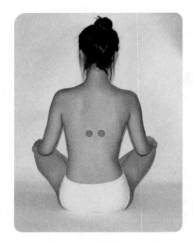

肝俞

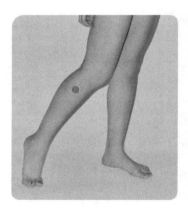

阳陵泉

后来，他再也没为这事给我打过电话。

患了胆囊炎就像屋子漏雨一样，如果是晴天或者是阴天，屋顶上有裂缝也没什么影响，但是碰上下雨天，屋顶上的裂缝就会越来越大，雨水就会越进越多。同样的，在很多时候，胆囊炎的表现并不明显，有时候仅仅是右上腹这个区域会隐隐作痛，或者是有腹胀、嗳气、恶心和厌食等消化不良的症状。但是在运动、劳累或洗完冷水澡后，这些症状会明显加重。这就像是墙上的裂缝，平时也无所谓，但是一到下雨天，麻烦就来了。

　　还有一点您需要注意的是，胆囊炎会诱发胆结石，而胆结石反过来又会加重胆囊的炎症，所以，您在平时可以按一按自己右侧乳头垂直向下最下方与剑突水平线的交点处，看会不会隐隐作痛。如果没有疼痛，就用上面的方法，每周按摩 1 次就能预防胆囊炎的发生。如果有疼痛，那您就要每天早晚坚持按摩，千万不要等到疼痛难忍的时候再去做。

　　治胆囊炎，喝汤药也管用。您到药店去买柴胡 8 克，生甘草 3 克，黄芩 12 克，茵陈 20 克，党参 15 克，郁金 12 克，鸡内金 12 克。用水泡上半小时后，把水倒掉，然后加入 500 毫升水，放在砂锅中熬半小时，等水大约熬得只剩下一半儿的时候，把药汁倒出来。然后再加入 500 毫升水，继续熬成一半儿。最后把这两次熬好的药汁混在一起，每天早晚各服用 1 次就可以了。

凡是与心有关的毛病，多用"疏调气机法"

我的一个朋友患有高血压，找了好几个医生，降压药也吃了十几种，血压就是控制不住。而且除了血压高外，他还常常感觉浑身上下不舒服，有时候是心里发堵，有时候是胃里发胀，也不知道是哪儿出了问题。

他去医院把胆、肝、脾、胰、肾等脏腑器官都检查了一遍，也没发现什么问题，所以他想用中医的办法来调一调。在跟我聊天的过程中，他说："我很多事情我都看不惯，走在大街上，看到有人乱扔垃圾、说脏话，我心里就不爽。回到家里吧，又看到孩子们总是懒懒散散的，我那气儿就不打一处来。"听他这么一说，我明白了，原来这是个老"愤青"。平时都这样爱动气，时间长了，当然会气机不畅了。于是，我就教给了他一个叫"疏调气机法"的简单小方法。

怎么做呢？坐在椅子上或者仰面躺在床上都可以，双手放在胸前的膻中穴上，然后用右手向左推，左手向右推。这样依次交替进行6～10遍，然后用双手手掌向下推5次即可。这个方法具有宣通心阳、疏理气机的作用。

做完这个推拿法以后，如果您能再配合做"扩胸运动"，效果会更好。扩

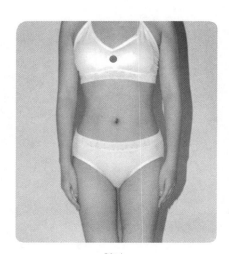

膻中

胸运动很简单，双手平伸，然后用力向水平方向外扩，收回的时候，双手击掌。当您听到清爽的"啪"的一声后，再向外扩。这样可以起到宽胸理气的作用。

另外，如果您还伴有心脏疾病的话，每天在做推拿的同时，还可以配上补心丹。

说到"气机"这个词，很多人可能都听说过。但是，说到气机的作用，估计十个人中有九个都说不出个所以然来。气是什么？中医讲，人体的气是不断运动着的，它流行于全身各脏腑、经络之间，时刻推动和激发着人体的各种生理活动。而机就是运动的意思。所以简单地讲，气机就是指人体内气的运动。

发怒的时候，我们会感觉怒火直往头上冲，进而会出现目赤、口干、头痛等症状；而胃胀的时候，我们就总想上厕所去蹲一蹲。其实这就是因为肝、脾主升，肺、胃主降的缘故。

在我们的身体里，气机的运动虽然有升有降，有出有入，但都是统一进行的。就好像立交桥上的汽车一样，虽然都在高速行驶，但都朝着一个方向行驶。如果有一辆车逆行了，那道路就要堵上半天。

我们的身体也是这样，气机顺畅，身体才会健康。如此说，肝气顺了，人就不会莫名其妙地想发怒；肺气顺了，人就不会过分悲伤；肾气顺了，人就不会过分恐惧了。如果不顺的话，心烦、心律失常、胃胀等麻烦就来了。

我们的身体不会无缘无故地生病，身体上的毛病其实就是我们自己养出来的。由于我们经常小看或忽视身体上的一些小毛病、小症状、小细节，结果让病邪越来越猖獗，直到身体的正气无法和它相抗衡的时候，我们的身体就被疾病给拖垮了。所以平时我们要注意身体传达给我们的信号，及早采取措施，将其消灭在萌芽之中。

治慢性腹泻的推拿方

　　每天因为拉肚子来医院找我的朋友不在少数。其实，造成腹泻的原因无非有二——外因和内因。先说外因吧。俗话说"病从口入"，大多数朋友之所以腹泻，主要是因为吃了生冷、不干净的东西，或者是着凉了，使得胃肠的功能失常而导致的。由于是外邪入侵，所以这类人拉肚子的时候，一般表现得非常急，多数还伴有肚子疼痛难忍，捂着肚子急匆匆地往厕所跑，而且每天要拉上十几次甚至二十多次。至于内因呢，大致可以分为两种：一种是长期饮食不调或长时间生病造成脾胃虚弱而形成的泄泻。这种腹泻多为慢性腹泻，而且大便比较稀。上厕所的次数虽然不多，但是由于食物根本就没有经过彻底的消化，因此还会伴有食欲不振、肢体困乏无力等症状。还有一些老年朋友，由于年老体衰等不可抗拒的原因，导致肾阳虚衰、阳气不足。这类人多会在早上天快亮的时候慌着上厕所，而且有时候还会伴有肚子怕凉、四肢冰冷等症状。

　　可见，腹泻对人体健康的损害真的很大。

　　关于急性腹泻的治疗方法，我在前面已经说过了，所以，在这里我就说一下慢性腹泻的推拿法吧。

1. 家人推拿法

　　（1）仰面平躺在床上，让家人用食指、中指的指腹按揉中脘、下脘、天枢、气海、关元穴各半分钟。

（2）按顺时针方向摩腹 5 分钟。

（3）五指分推法：从胃脘部推到小腹部，双手同时操作，连续分推 3～5 遍，然后再按揉中脘、天枢、气海、关元穴各 1 遍。

（4）接下来仰卧在床上，家人用拇指指腹按摩上巨虚穴，以达到有酸胀感产生为宜。每个穴位按摩 2 分钟，然后用虚掌拍打两侧下肢，从上到下连续操作 3 遍。

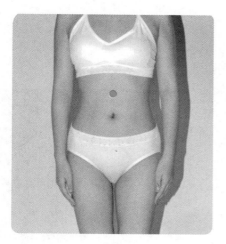

中脘

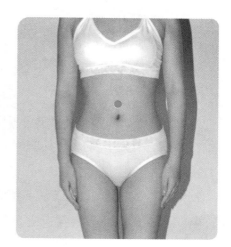

下脘

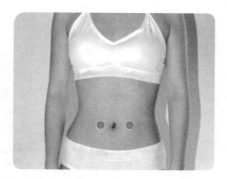

天枢

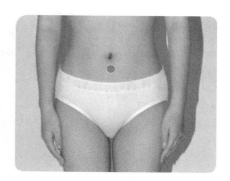

气海

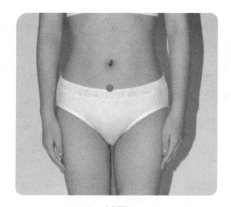

关元

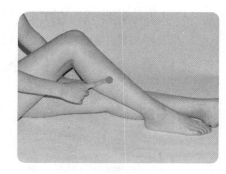

上巨虚

2. 自我推拿法

（1）用右手的食指和中指按揉中脘、下脘、天枢、气海、关元、神阙等穴位各1分钟。

（2）双手十指指端着力，从上腹部分左、中、右三条线，上下往返平推至耻骨，连续操作6遍。

（3）按顺时针方向摩腹5分钟，用力要均匀，以自我感觉舒适为度。

（4）点按足三里、上巨虚穴各1分钟。

上面这两种方法，每天操作1~2次，预防腹泻的效果非常好。当然，"上工治未病，下工治已病"，等病发作的时候再去治，不如提前做好预防。怎么预防呢？这就要求您在生活中要做到饮食有节，尽量少吃生冷、肥甘、辛辣类食物。同时，您还要注意腹部的保暖，避免过度疲劳。

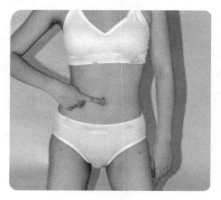

神阙

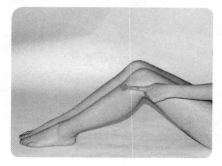

足三里

排便自如，人生无毒

——便秘的推拿调治法

一次，有个人打电话到我的诊室，向我咨询便秘的问题。他说："高医生，我这三四个月来一直便秘，三四天才大便一次。排便的时候还非常困难，每次我都要深吸一口气，用很大的力气才能把便排出来，而且每次排完便后，肛门那一块儿都要疼上好几天。其实，我平时也不是不想排便，我经常有便意，但就是蹲在厕所里半天也排不出来。"我听了后说："可不是，你现在的肠道就像半堵着的或全堵住了的下水管道一样，里面全是下不去的垃圾，所以排便会越来越困难。最好的解决方法就是让肠道动起来，只有肠道动起来了，肠道里面的津液才能下行，将浊物软化，大便也才会顺利地排出来。"

中医认为，便秘多与体内阳气过盛，经常吃辛辣、刺激食物，心情不舒畅等因素有关。当然，也有少数人大便虽不燥，也有便意，但就是排便困难。这样的人在一般情况下，便秘的同时还会伴有腹胀、腹疼、头晕脑胀、食欲减退、夜寐不安等症状。对于这种情况，用推拿法来治，见效最快。因为它可以促使肠胃蠕动，改善肠道的传导功能，从而增强排便能力，达到通便导滞的作用。

他听完后连连称是，问我该怎么办？于是，我就告诉了他一种简单易行的自我按摩方法。

1.右手五指指端着力，左手放在右手上面加力，按顺时针方向按揉腹部2分钟，然后按揉中脘、下脘、天枢、气海、关元等穴位，每个穴位1分钟。

2.用右手掌面平推小腹部，从肚脐部向下推到耻骨联合处，连续做

50 次。

3.用手掌面附贴在腹部，按顺时针方向摩腹 5 分钟。

4.用提拿法提拿小腹部的肌肉进行抖动，做 3～5 次后松手，连续做 2 遍；然后先在升结肠处提拿，再提拿横结肠、降结肠、乙状结肠；最后在腹正中线提拿 2 遍。

5.用双手手掌擦腰骶部，直到有温热感产生为止。

不出 5 天，这位患者的便秘症状就改善了，他说自己已经好久没有这样舒服过了，而且现在精神好多了，干什么都有劲儿，晚上睡觉也踏实了。

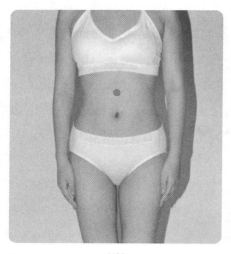

中脘

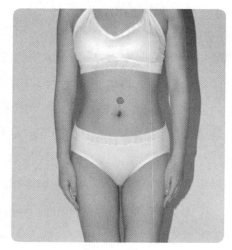

下脘

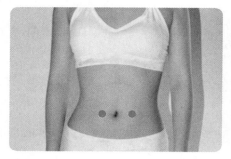

天枢

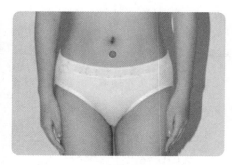

气海

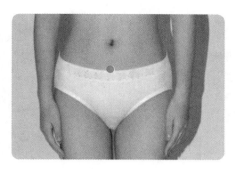

关元

　　便秘的时候，如果家人愿意帮你推拿的话，也可以让他在中脘、天枢、气海、关元这四个穴位上先各按摩 1 分钟，效果会更好。

　　另外，我再向您介绍一个治便秘的小验方。只有四味药，效果也非常好。选油当归 15 克，郁李仁 15 克，火麻仁 15 克，生甘草 3 克，把它们加入 300 毫升水中，烧开后，再换成小火煎 30 分钟，待药汁剩下约 150 毫升的时候，关掉火，把药汁倒出来。再往药渣中倒入 300 毫升水，用同样的方法熬至 150 毫升，然后把两次熬好的药汁混在一起，每天早晚各喝 150 毫升。

　　您可别小看了便秘，因为排便就等于排"毒"。但是近年来，便秘的人数在逐渐增多，这主要跟生活不规律，没有养成定时排便的习惯有关。所以，平时您应该调整自己的作息时间。另外，在生活中，您还要少吃肥肉，尽量多吃蔬菜、水果，尤其是富含纤维素的蔬菜。

治失眠，伸手可及

　　睡眠原本和吃喝拉撒一样，是件很自然的事情。但是，现在很多人由于工作节奏的加快、精神紧张、心烦等多种原因，饱饱地睡上一觉居然成了他们的一种奢侈享受。为此，有关国际组织还专门将每年的 3 月 21 日定为"世界睡眠日"。

　　这真是一件无奈而又可悲的事。古人常说"一年之计在于春"，春天来了，人们本应该生机勃勃地工作、生活的，但是我们却要在这个时候去思考睡眠的问题。

　　中医认为，失眠主要与长期思虑过度、损伤心脾有关。睡眠不规律、经常熬夜的人比较容易失眠。还有一些人失眠则是由于饮食不节、痰浊内扰所致，"胃不和则卧不安"讲的就是这个道理。另外，还有一些人由于白天碰到一些令他激动或悲伤、压抑的事情后，导致体内阴阳失调，这样也容易引起失眠。体内的阴气到不了头顶，头上的阳浊又下不来，这样清浊不能替换，人当然就会失眠了。偶尔失眠一下还好，可能就是第二天精神不济。如果长期失眠，就会导致多梦易醒、心悸健忘、神疲乏力、心烦、头晕耳鸣、口干津少、五心烦热等症状，有的甚至还会感觉胸闷、恶心、口苦等。

　　下面是一套自我锻炼的方法，具有镇静安神、升清降浊、调治失眠的作用。

　　1. 坐在椅子上，用单手或双手按扶住头部，然后用五指自头发边缘做梳头状，从前发际向后项部进行梳理，重复操作 4~6 遍。

　　2. 用单手或双手五指按扶在发际的一侧，从前额部按拿到后颈部，操作时稍用力按拿，然后慢慢向后移动，重复操作 3～5 遍。

　　我碰到过几个家长，都是由于孩子要考试了，急得晚上睡不着觉。我就教给他们这个小方法，他们试了试，都说很管用，晚上一沾枕头就睡着了。他们还让自己的孩子也跟着学。结果，孩子们做了，一整天精神都很好。

　　除了上面介绍的这个方法，我这里还有一种调治失眠的法子。这是我某一次下乡的时候，从当地人那里学来的土方法。在当地，如果有人睡不着觉的话，就去抓一小把花生叶，洗净了泡茶喝，不出几天，就能睡个好觉了。

　　花生叶为什么能治失眠呢？种过花生的人都知道，花生的叶子是"昼开夜合"的，就像人"日出而作，日落而息"一样，非常规律。有意思的是，有一次，我偶然在翻看一本医学杂志的时候发现，花生叶中可能含有某种类似人体内"睡眠肽"之类的促进睡眠的成分。看来，这个土方法还是非常有效的。

经常捏腋窝，耳聪目明保心脏

　　提到捏腋窝，很多人马上就会想到，父母或爷爷、奶奶逗儿孙笑的时候，那种快乐美好的情景。生活中绝大部分成年人除了洗澡，很少会有人去刻意碰这个地方。但是，从养生的角度讲，经常捏一捏腋窝，好处可是多得很。

　　比方说，中医常讲"经络所过，主治所及"，手少阴心经和手太阳小肠经都经过腋窝，因此，经常捏捏这一块儿可以舒筋活络，调和气血，宁心安神，缓解心痛、心悸，对改善睡眠也有一定的帮助。而且，这样还可以促进消化，增进食欲。

　　捏腋窝的方法很简单，就是用左手捏右侧腋窝、右手捏左侧腋窝，每次各捏 3 分钟，早晚各 1 次。

　　平时，如果您感觉胸部胀闷、两肋疼痛、胳膊抬不高的话，在腋窝间有一个叫渊腋的穴位，您可以在捏腋窝的同时，点揉这个穴位 1 分钟（注意，这个穴位是左右各一个，两个都要点按）。

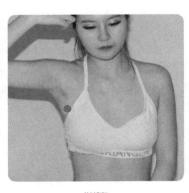

渊腋

　　另外，在肩关节下方靠近腋窝外缘的地方还有一个穴位叫肩贞穴。它是手太阳小肠经上的一个穴位。如果您的手臂灵活，够得着的话，还可以揉一揉这个穴位，能通经活络，清头聪耳，对耳鸣、耳聋、肩周炎、头痛等都有一定的预防作用。

　　有一次，我碰到一个朋友，30多岁。他说自己曾经是搞装修的，而现在他已经在家歇业半年了。我问他是怎么回事，他说自己经常感到胸部发胀，两边肋骨有些疼，有时候右胸处会疼得厉害。这些自己都能忍，关键就是胳膊也抬不高，平时做装修要改水电、贴墙砖什么的，胳膊抬不高，很多活儿都没法干了。他也找医生看过，说是有胆囊炎，腋下的淋巴上也有些炎症。医生给他配了一些药，当时吃了，症状会有所减轻，但是一旦停了药，毛病很快又犯了。

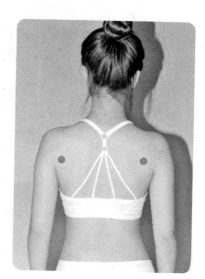

肩贞

　　我给他开了一个方子：将吴茱萸30克，川芎15克，金银花20克，加入到1000毫升水中，然后放到火上煮30分钟就可以了。煮出来的药汁倒进水盆里，待水温了后，用布蘸着药汁洗胳膊，洗上10多分钟就好。剩下的药渣也不要倒掉，晾一晾，取一些放在一块干净的布上，然后敷在肩膀上，用胶布封好。每天晚上敷1次。吴茱萸归肝经、胃经，有温中止痛、理气燥湿的功效；而川芎可以活血行气；金银花则有抗炎、抗病毒的作用。同时，我让他回家多捏捏腋窝，点按渊腋穴几分钟。不出1个月，他的那些症状就基本上消失了。

　　如果有家人帮忙的话，您还可以把按捏腋窝的区域再扩大一些，因为除了我在前面提到的两个穴位外，像大包、天府等穴位对人体的健康也非常重要。另外，由于腋窝内有丰富的淋巴结群，上肢、胸壁以及背部浅层的淋巴均汇聚于此。如果这些部位出现炎症或肿瘤等问题时，腋窝部的淋巴结通常会出现不同程度的肿块。因此，经常按捏一下腋窝，还有助于您及早发现病情。

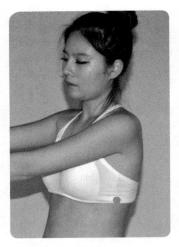

大包

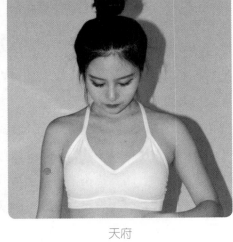

天府

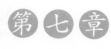

活力不减当年
——生殖系统问题的推拿保养方案

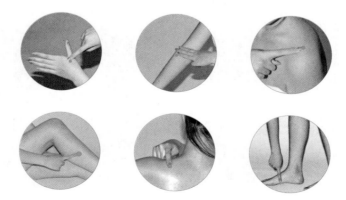

让男人活得更有尊严

——阳痿的推拿调治方

对于男人来讲，阳痿是一种难以言说的痛，因为它伤害的是男人的自尊。有一次，一位个体户的老板打电话到我的诊室，当时，我门诊上的病号正多，就说了一句："你有空过来我这里一趟吧！"他就说："我的病还是在电话里说比较方便。"他说最近半年来，和爱人过性生活的时候，虽然有很强烈的欲望，但总不能勃起。

听了他的话，我当时就告诉了他一套推拿方。

1. 每天晚上睡觉前，先坐在床上，按揉关元、气海两个穴位各 1 分钟，然后按摩中脘穴 3 分钟。

2. 接着，用手掌在小腹两侧上下来回摩擦，以 100 下为宜。

3. 按揉百会、足三里、三阴交各半分钟，按涌泉穴 100 次，直到有温热感产生。

4. 按揉双肾俞、命门各 1 分钟，再用手掌在腰骶部及八髎穴（上髎、次髎、中髎、下髎）处上下来回摩擦 200 次，直到有温热感产生。

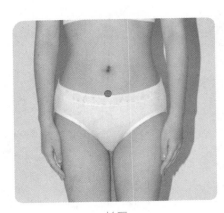

关元

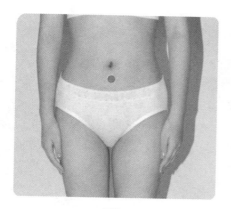

气海

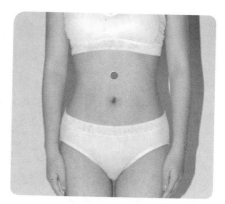

中脘

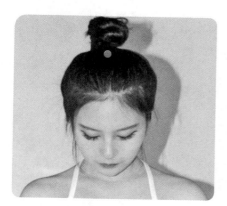

百会

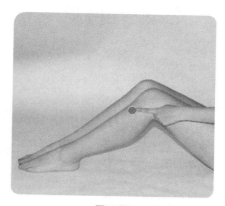

足三里

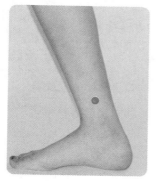

三阴交

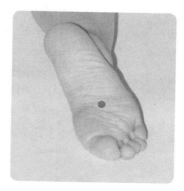

涌泉

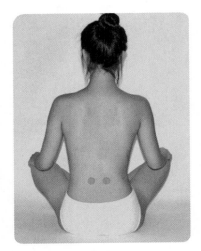

肾俞

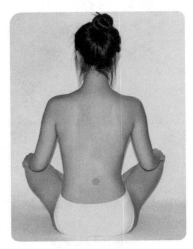

命门

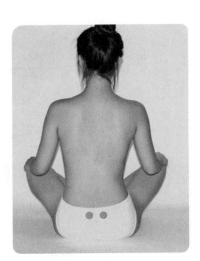

上髎

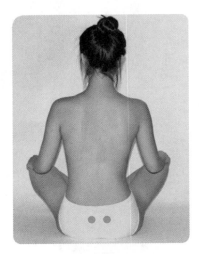

次髎

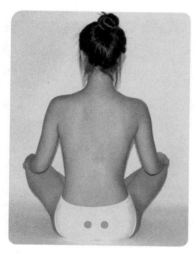
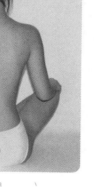

中髎

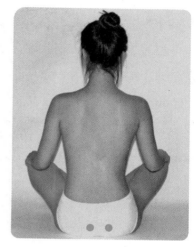

下髎

　　他记下了我说的方法，每天早晚坚持按摩。2 个月后的一天，他就打电话来感谢我，说是病情改善了很多。

　　其实，这个方法不仅可以治疗阳痿，还对性功能减弱、早泄等都有很好的防治效果。另外，治阳痿还有一个食疗方。买当年熟的核桃、大枣、黑豆各 250 克，把它们研成末，拌匀，每天早晚各 3 匙，用开水冲服。

　　中医认为，阳痿的发生多与肝、肾、脾三脏的功能衰弱有一定关系，但以肾元亏损居多。打个比方说，肾元就像一块可以反复充电的电池，如果你只顾用它的话，"电量"很快就会耗尽。但是，如果你在用的时候，还经常给它"充电"，那它的使用寿命将大大延长。

　　另外，性欲低下对很多中年人来说，也是一大烦恼。有些人碍于面子，就去药店买一些壮阳、补肾的药吃，结果吃了也不管用。对于这种情况，我教您一个非常简单的按摩法。首先，收缩与放松肛门。刚开始锻炼的时候，用力收缩肛门及会阴部 3 秒钟，放松 3 秒钟，然后渐渐延长到 10 秒钟。每天这样交替进行 2 分钟就相当于锻炼之前的热身运动。热过身后，把中指和食指并拢，按压关元穴 2 分钟。关元穴在肚脐下面，是与生殖系统有密切关系的任脉上的一个穴位。所以，按摩关元穴对改善生殖系统问题效果非常好。

同时，您还可以选当归、郁金各 25 克，蜈蚣 3 只，甘草 15 克。在这几味药中加入 2000 毫升清水，放到火上煎煮 30 分钟，去渣取汁后，倒在盆里用来泡脚。先把脚熏蒸一会儿，感觉水温合适了，就开始泡脚，泡到水凉了就往里面续开水，每次熏泡 30 分钟，每天早晚各泡 1 次。这个药方可以培补气血，提高性欲。

任脉一通，女性气血自足

　　有一天，一位女性朋友来我这里就诊，我问她怎么回事。她说，自己17岁才来例假，而且隔一个月才来一次，有时候来一次例假甚至会拖上半年多。

　　我问她怎么没早点看医生，她说："以前也不太懂，觉得这样反而省事些。去年我结婚了，想要孩子了，却一直都怀不上。"我告诉她："这是典型的月经不调，不是什么大毛病。例假不正常，排卵也就会变得没有规律，那肯定怀不上孩子。"其实，很多女性除了月经不调外，还会伴有痛经、精神紧张、情绪不稳定、注意力不集中、烦躁易怒、抑郁、失眠、头痛、乳房胀痛等症状。

　　于是，我告诉她一个简单的推拿方法，要她每天早晚都坚持做。

　　1. 用手掌在小腹部按顺时针方向按摩腹部5分钟。

　　2. 用中指和食指按揉天枢、关元、气海、中极等穴各2分钟。

　　3. 点按肾俞、脾俞、肝俞各2分钟。

　　4. 用手掌根部或鱼际部在腰骶部及八髎穴（上髎、次髎、中髎、下髎）处自上而下做擦法，以达到温热感为适宜。

　　5. 用大拇指指腹或拇指螺纹面按揉血海、足三里各2分钟。

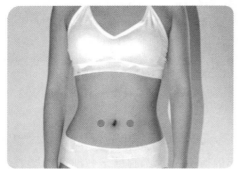

天枢

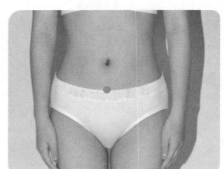

关元

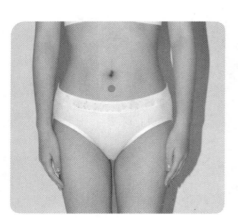

气海

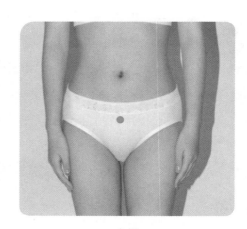

中极

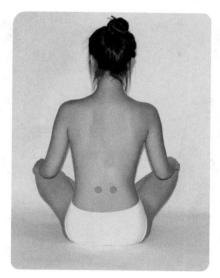

肾俞

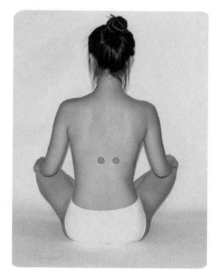

脾俞

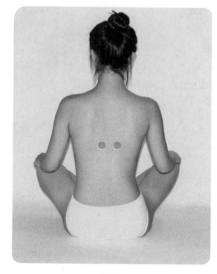

肝俞

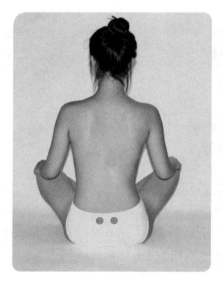

上髎

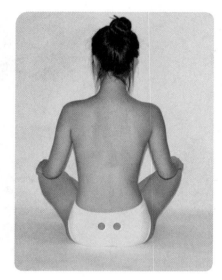

次髎

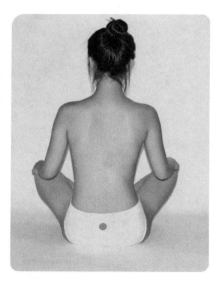

中髎

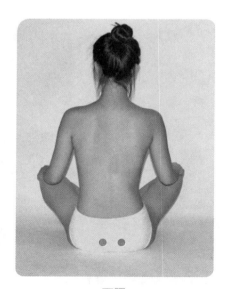

下髎

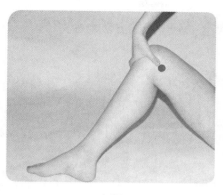

血海

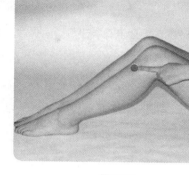

足三里

3个月后，她就给我打电话说例假基本恢复正常了。又过了2个多月，她就一脸喜庆地来到我的诊室向我道谢，说自己已经怀孕了。

中医认为，月经正常与否和气血、脏腑以及经络都有或多或少的关系。就女性而言，气是血液运行的原动力，而血是月经的物质基础。除此之外，气血又来源于脏腑，所以肾、心、肝、脾等脏腑和月经有直接的关系。

如果脏腑功能失调，气血的运行就会受到影响，女性就会出现月经不调。《黄帝内经》中说："任脉通，太冲脉盛，月事以时下。"意思就是说，女性要想月经正常，首先任脉要畅通，其次冲脉里面的气血要充足。如果这两方面都没达到的话，那她的例假就肯定不正常。

上面我介绍的这一套方法能同时调理到任脉和冲脉这两条经络，另外，这个方法还重点照顾到了肾脏，对其他的脏腑也有一定的调节作用。气血运行畅通，五脏功能正常，例假自然就正常了。

需要提醒的是，生活中很多女性到了三四十岁，脸上会莫名其妙地长出一些暗紫色的青春痘，这也与月经失调有很大关系。我以前就碰到过这样一位女性，她都40岁了，脸上的青春痘还是一片一片的。她来找我的时候，我就问她是不是一直在长青春痘，她说："不是，我自己都觉得奇怪，年轻的时候，我脸上也没长过几颗青春痘，没想到，我现在都快绝经了，脸上倒长开了。"我问她月经正常不正常，她说极不正常。我就告诉她："不要乱抹什么化妆品了，赶紧把月经好好调一调吧。"

我以前在中草药房里待过 10 多年，知道有一个小验方对治疗月经不调效果非常好。在这里，我把它奉献给大家吧。

取益母草 20 克，大枣 100 克，红砂糖 20 克，把益母草和大枣分别放到两个碗里面，各加入 600 毫升水，浸泡半小时。然后把益母草连水一同倒入砂锅中，煮沸后改成文火再煮半小时。接着把红枣倒入锅中，煮沸后倒入碗中，加入红砂糖即可食用。

这个小验方具有温经养血、去瘀止痛的功效，对治疗月经不调、痛经，效果都非常好。另外，有一种中成药叫木香调经丸，治疗痛经和月经不调的效果也不错，而且口碑非常好。

｜ 男人更年期更麻烦 ｜

　　以前一提到更年期综合征，大家都认为这是女人的事儿。但近些年，我发现男人也有更年期，而且有的男人进入更年期后比女人还麻烦。

　　通常，女性进入更年期后，会出现闭经、面色潮红、心悸、失眠、乏力、抑郁、多虑、情绪易激动、注意力难以集中等症状。

　　但是男性进入更年期后，症状会更多。首先，在精神方面，他经常会情绪低落，忧愁伤感，沉闷想哭，精神紧张。还有的人整天神经过敏，喜怒无常，经常胡思乱想。另外，在身体方面主要表现为血压不稳定、心跳突然加快、头晕、耳鸣、出汗多、吃饭没胃口、肚子发胀、睡觉不香、爱忘事等。有的人还会出现性功能减退、阳痿、早泄等症状。

　　我以前就碰到过一个很典型的男性更年期综合征患者，当时他 51 岁。他说自己最近总是睡不好觉，记忆力比以前差了很多，房事也不行了，好像还有点"疑心病"。看到周围的同事交头接耳的，就以为他们是在说自己。我就告诉他："导致你这些症状的根本原因是内分泌失调，是更年期带来的问题。"

　　中医认为，无论男女，更年期症状的发病原因都是肾气渐衰、冲任二脉虚衰等因素导致的阴阳失调、脏腑气血虚弱等。中医常说"肾在志为恐"，如果肾气衰弱了，人一遇到什么事情就容易受到惊吓，从而出现精神紧张、多疑、爱胡思乱想、缺乏信任感等现象。同时，肾气衰弱还会引起性功能减退、早泄等症状。

　　所以，在调治更年期症状的时候，您应该以温补肾阳为主，同时兼顾调和其他脏器。具体该怎么做呢？

1.先用按揉法在头面部操作2遍，继而用五指拿法，从前头顶拿到后项部，总共拿3遍。并点按印堂、太阳、百会、风池穴各1遍，按上去感到酸胀就可以了。

2.摩腹5分钟，并点按中脘、关元、气海穴各1～2分钟。

3.用拇指指腹点按足三里、三阴交、神门穴各30秒钟，并用擦法擦热足底的涌泉穴。

4.用掌揉法在背部按揉1遍，并点按背部的膈俞、肝俞、肾俞、脾俞、胃俞穴各30秒钟。做完后，用擦法擦热腰骶部。

5.推前胸部，先推一侧，再推另一侧。做完后点按章门、合谷穴1遍，最后拍打全身1次以结束治疗。

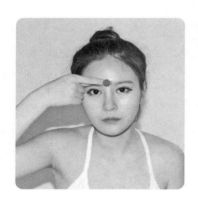

印堂

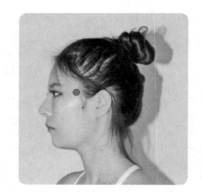

太阳

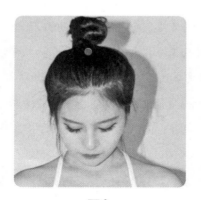

百会

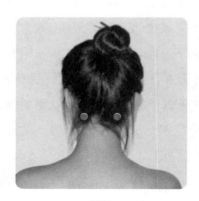

风池

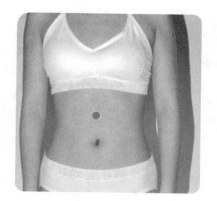

中脘

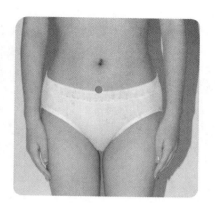

关元

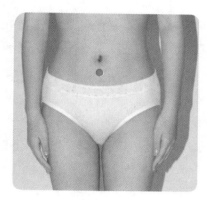

气海

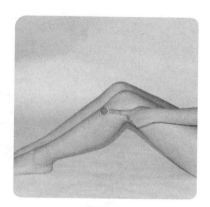

足三里

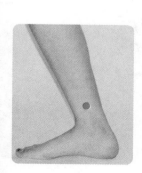

三阴交

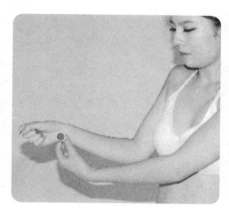

神门

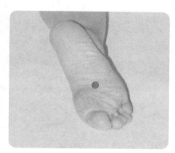

涌泉

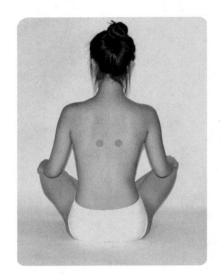

膈俞

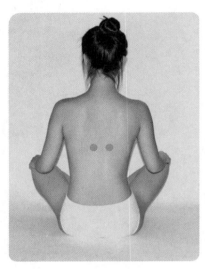

肝俞

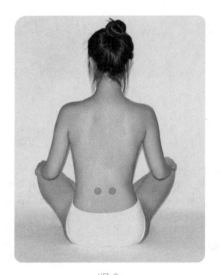

肾俞

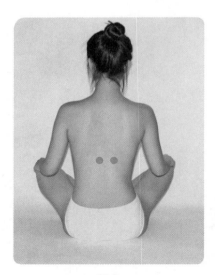

脾俞

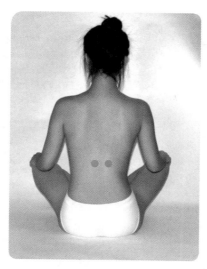

胃俞

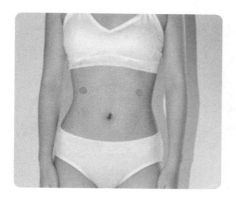

章门

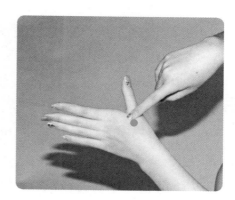

合谷

　　我用这个方法给那个中年人治了 10 天，他就明显感觉好了很多。

　　女性如果出现更年期综合征的话，可以用黄芪 30 克，大枣 5 枚，小麦 30 克，合欢皮 20 克，茯苓 30 克，生甘草 6 克，用 800 毫升水，先泡 20 分钟再煎。等水开了以后，换成小火煎半小时就可以了。每天早晚熬水喝，早上喝 200 毫升。药渣不要倒掉，晚上再加入 800 毫升水，不用浸泡，直接用大火把药水烧开，然后换成小火熬半小时。煎好后再喝 200 毫升。喝上一阵子，更年期的一些不适就会很快消除。

任何时期，女人都要善待自己

——女性温宫推拿方

有一天早上，一位焦急的母亲搀扶着虚弱的女儿走进了我的诊室。这位母亲一见我就说："大夫，您快给看看吧，我女儿痛经痛得厉害，吃了药也不管事。"我看到女孩的脸色蜡黄，豆大的汗珠不断地滚落下来，看起来十分痛苦。我就赶紧在她的胸腹部和腰上做了做推拿，几分钟后，她舒展了眉毛，看来疼痛是减轻了。

这时，女孩说："每次来月经，我都像受刑一样，什么都不能干，只能请假待在家里，常常疼得直哭。什么方法都试过了，焐热水袋、喝红糖水等，可是都不怎么管用。现在，每次月经快来的时候我就非常害怕，吃不下饭，睡不好觉。"

我告诉她："痛经的起因主要有两方面，一是心理上出现了问题，比方说，心情不舒畅，肝气郁结导致肝功能失调，进而使得气血滞于胞宫而引起疼痛。二是因为受凉了，比如你大冬天的出了一趟门，或者是下雨天淋着雨了，当时没来得及祛寒，结果寒湿在体内待的时间过长了，就会伤到下焦。寒性凝滞，瘀血老堵在那儿，经行不畅就会痛经。当然，也有一些人是因为身体本身就比较虚弱，气血双亏，胞脉失养而导致的。"那个女孩点头称是，问我怎么办才好，我就告诉她一个自我推拿的小方法。

1. 在月经来前一周开始做自我推拿，每天睡前用手掌在小腹部按顺时针方向摩腹 3 分钟。

2. 用五指推法从上腹部推到小腹部（先推一侧，再推另一侧），连续操作6遍，有疏调气机、活血止痛的作用。

3. 用中指和食指按揉腹部的关元、气冲、气海穴各 1 分钟。

4. 用拇指指腹点按下肢双侧的三阴交、公孙穴各 1 分钟。

5. 腰痛重者，用双手掌根部擦热腰骶部以达到温经止痛的作用。

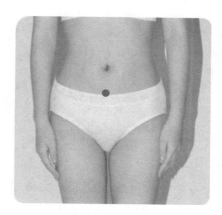

关元

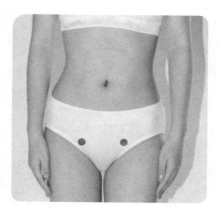

气冲

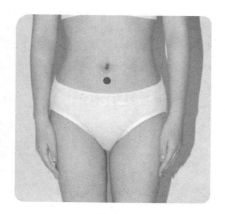

气海

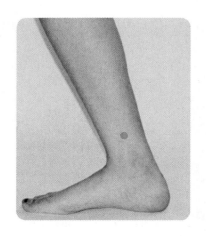

三阴交

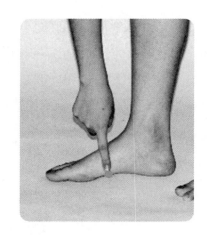

公孙

　　后来有一次，我在路上碰到了那位母亲，她告诉我说，她女儿回家后一直照我说的方法进行调治，现在，她来例假的时候，疼痛感已经大大减轻了。而且，心情也不再像以前那样压抑了。

　　另外，用下面这个方子也可以缓解痛经。准备黑豆60克，红花10克，红糖30克，黄酒100毫升。先把黑豆和红花放在清水里泡上1个小时左右，然后捞出来放入300毫升清水里，煎熬。半小时后，药汁差不多就剩下150毫升。这时，把药汁倒出来，然后再加入300毫升水，熬至150毫升。最后，把两次熬好的药汁都倒入100毫升黄酒当中。每天早晚各喝150毫升，喝的时候稍微加热一下，放入30克的红糖就可以了。

把前列腺毛病彻底说清楚

　　前列腺是人体最小的器官之一，但是我把它单独列出来说并不是在小题大做。

　　最近非常流行一句话叫"大会不发言，小会不发言，前列腺发炎"。从这句话就可以看出，前列腺有毛病的男性有多普遍。虽然它对人体的健康起着很重要的作用，但事实上，它却没有受到应有的重视。我相信，前列腺如果不发"言"（炎）的话，很多人可能一辈子都不会去关心这个器官，有的人甚至根本不知道它在哪儿。

　　虽然它是人体最小的器官，但它要是闹腾起来，麻烦可就大了。

　　就拿前列腺炎来说吧，这在成年男性中是最常见的生殖系统疾病。当出现前列腺炎的时候，尿道口会有白色分泌物流出，很多人还会出现经常性的头晕、失眠、阳痿、腰痛腹坠、会阴及腹股沟坠胀不适、排尿不畅等症状。

　　前列腺炎一定要及早治，如果等它发展到慢性阶段的时候，治起来就很麻烦了，即使治好了，它也会反复发作。所以要想让前列腺不发"言"，您最好经常对它进行保健。怎么保健呢？按照我的经验来说，推拿治疗的效果会比较明显。

　　中医认为，前列腺炎多由肾元亏损、脾气虚陷，不能固摄精微所致。或者是因为湿热下注，扰动精宝，迫精外溢。也有很大一部分人是与自慰、忍精不泄有关。因此，每天进行肛门和会阴部的收缩，就可以刺激前列腺，起到按摩的作用。另外，由于前列腺炎还与肾元、脾气等有很大的关系，因此您可以按摩一下关元、中极等与脾肾有关的穴位。

具体怎么来操作呢？

1. 用中指指腹按揉关元、中极穴，再用拇指按揉太冲、三阴交、涌泉穴，每个穴位按揉 30 秒钟。

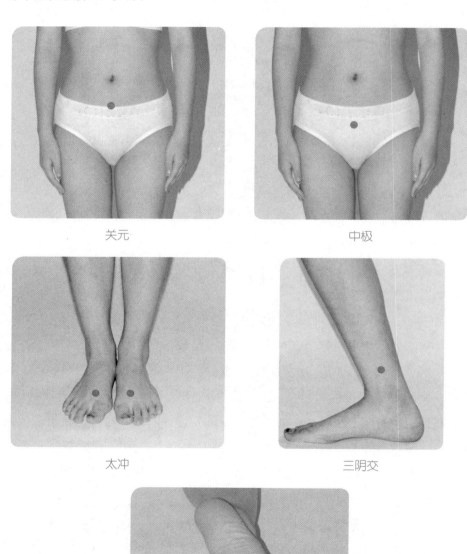

关元

中极

太冲

三阴交

涌泉

2. 用手掌面摩小腹 3~5 分钟。

3. 用双手掌大鱼际自上而下地擦腰骶部，直到有温热感产生。

4. 用大拇指指腹按揉阴陵泉、三阴交穴各 2 分钟，再用中指指腹按揉曲骨穴 1 分钟。

5. 每天做肛门和会阴部的收缩、提起动作 2 分钟。

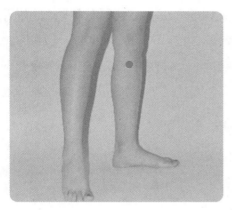

阴陵泉

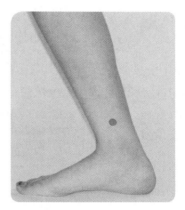

三阴交

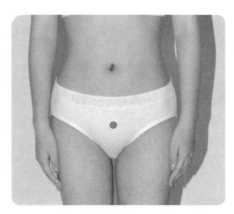

曲骨

有一次，我儿子的一个同事来找我看病。他说自己小便时非常不顺畅，一次小便要尿上五六分钟。即使是这样，还有尿不净的感觉，有时候还伴有尿痛，而且整天感到全身乏力，精神也不好。我问他怎么不早治，他说："我以为这是小毛病，就没怎么在意。但是我今年都35岁了，想要孩子，可总是怀不上。后来去医院检查，医生说我有前列腺炎，精子活力也不行。"我告诉他："别看前列腺小，它的作用可大了。它不但可以激发精子的活力、提高精子的成活率，还可以提高性生活的质量。"他听了后，直问我怎么办。我就把上面的方法教给了他。他坚持做了2个月，很多不适慢慢就消失了。并且几个月后，孩子也怀上了。

　　另外，我再向您介绍一个方子，如果和推拿法一起配合使用的话，效果会更好。白茅根100克，川牛膝10克，郁金10克，车前草30克，金银花20克。用1000毫升水先泡上20分钟，然后再煎，等水开了以后，再换成文火煎半小时。每天早上喝300毫升就可以了。晚上，在药渣中加入800毫升水放到火上煎，等水开了以后，再换成文火煎半小时，还是喝300毫升。

喂奶时乳房疼痛的快速推拿疗法

我有一个亲戚，她38岁的时候才当上妈妈。最近，她左侧的乳房红肿胀痛得难受，给孩子喂奶时，痛得更加厉害。她说，用手去摸的时候，还能摸到肿块。而且这两天，她还感觉乳头的颜色变成了紫红色，好像是要溃破一样。去医院一检查，医生说她患了急性乳腺炎。给她开了些消炎止痛的药，但是她吃了也不怎么见效，这才来找我看看。我问她最近是不是情绪不太好。她说："我生完孩子没新奇几天，就被他折腾得受不了了。整个晚上，孩子不是哭就是闹，我都没睡个囫囵觉，搅得我整天心情也不是太好。"

听她这么一说，我大致知道是怎么一回事了。于是我就告诉了她一个推拿方法。

1. 用中指指腹按揉乳根、膻中穴各1分钟。

2. 用大拇指、食指和中指将乳头提捏起，抖动乳房100次。

3. 用小鱼际或大鱼际擦胸肋及章门、期门处，直到有温热感产生。

4. 用大拇指、食指和中指对称用力提拿肩井穴5次，使之局部有酸胀感产生。

5. 用刮痧板或木梳背刮乳房根部四周，当出现痧粒状或瘀血斑的时候，就停下来（注意不要用力太大，以免刮破皮肤）。

这种方法用于治疗未化脓期的急性乳腺炎效果较好。如果化脓了，您还是要上医院找医生治疗。

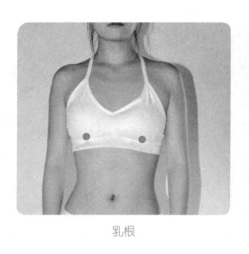

乳根

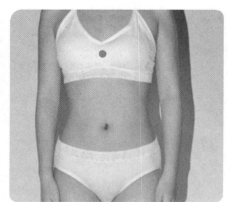

膻中

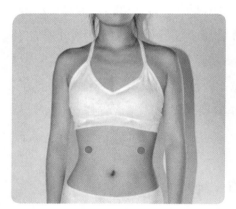

章门

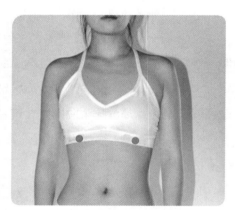

期门

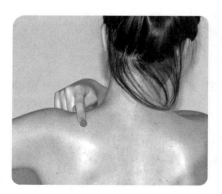

肩井

除此之外，我还告诉她，平时要保持心情舒畅，避免情绪紧张。吃饭的时候，要多吃新鲜蔬菜，多喝新鲜有营养的鸡汤或鱼汤。在给孩子喂奶的时候，要注意的事项更多，比如说，每天要养成按时哺乳的习惯，不要让孩子含着乳头睡觉；哺乳时应该避免受风寒，要注意胸部的保暖；每次哺乳后都应该将乳汁吸空，如果有多余的乳汁，就要用吸奶器吸出。

她回家后按照我说的做了 3 天，乳房胀痛的现象就完全消失了。我告诉她，急性乳腺炎其实是因细菌感染而形成的一种急性化脓性炎症。这种疾病对哺乳期的女性来说，是非常常见的。一般是单侧发病，部位多在乳房的外上方。发病初期会感到乳房胀痛、有结块，排乳不畅，有的还伴有全身不适、发热恶寒等症状。如果不及时治疗的话，肿块就会逐渐增大，甚至出现化脓、溃烂等症状。

中医认为，乳头属足厥阴肝经，乳房属足阳明胃经。如果心里想的事情太多，或者经常生气、发怒导致肝气不顺畅，又或者是整天吃大鱼大肉，过盛的营养导致胃经积热，都可以诱发急性乳腺炎。

有一次，我下乡去义诊的时候，碰到了一个赤脚医生。他说当地有一个治疗急性乳腺炎的土方法，有奇效。那就是找上三段南瓜根，洗净后加水熬 20 分钟，然后用红糖早晚冲服。后来，我把这个方法介绍给了因为这毛病来找我的女性朋友，她们用完后都说有效。在这里，我把这个方子介绍给大家，希望您也能从中获益。

尿潴留的推拿调治方

　　我有一位朋友，50多岁了。有一次，我跟他把酒言欢的时候，他跟我吐露了自己的难言之隐：小便时间太长，而且他能在小肚子上摸到软包块儿。他以前也到医院检查过，医生说是得了尿潴留。但是开的药却不管用，连着吃了2个月，都没有好转。

　　听他这么一说，我就给他开了一个推拿处方，让他每天早晚自己在家做。

　　1. 用大拇指反复按揉阴陵泉穴，以助排尿。

　　2. 按顺时针方向摩小腹部5分钟，由轻到重点按中极穴2～3分钟。

　　3. 平推小腹部，向下推到耻骨，反复推20遍。并用轻缓的手法在大腿内侧摩揉2分钟，再按揉髀关、足五里穴，以有酸胀感产生为宜。

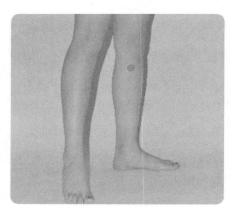

阴陵泉

　　4. 用双手拇指和食指捏拿平脐处的两侧大筋半分钟，并用力提拿1～2次。

　　5. 在腰骶部进行直擦，擦到以腰部有透热感产生为宜，并点按肾俞、膀胱俞、肝俞、脾俞、肺俞穴各1遍，直到有酸胀感产生为止。

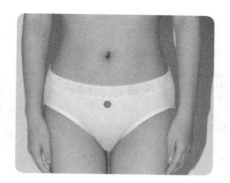

中极

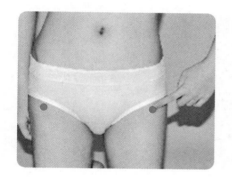

髀关

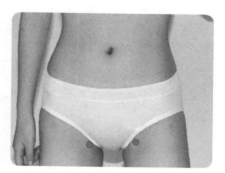

足五里

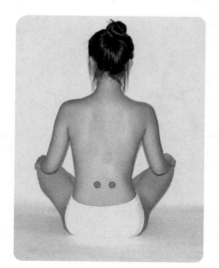

肾俞

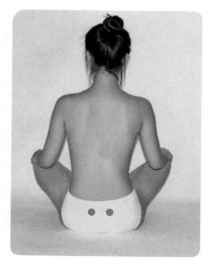

膀胱俞

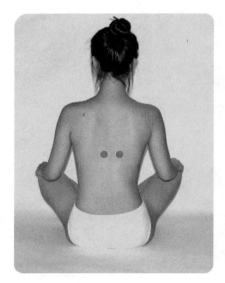

肝俞

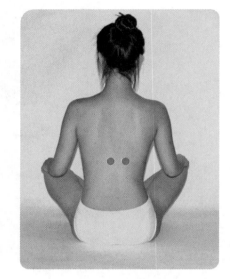

脾俞

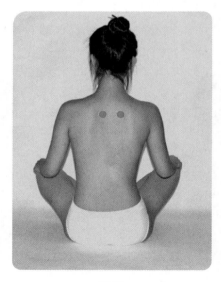

肺俞

他当天晚上推拿了一次之后，就打电话跟我说，效果相当明显，小便顺畅多了。又过了 1 个月，他说："小便现在像水龙头似的，'哗哗'的。"

另外，对于尿潴留患者来说，您也可用茶疗的方法来治。将金钱草 200克用水煎至沸腾后，再用小火煎上 10 分钟，然后装到茶瓶里，有空的时候当茶喝。

尿潴留就是指尿液在膀胱内滞留，不能随人的意愿排出体外。一般来讲，尿潴留主要表现为小便点滴而下，或点滴无尿，下腹部胀满，耻骨上缘可以看到有膨隆的肿物，按起来会有波动感。中医认为，尿潴留主要是由于膀胱的排尿功能不利而造成的。膀胱的排尿功能和三焦有关，尤其跟下焦的关系最为密切。三焦的气化（即三焦对液体的调节）主要依靠肺、脾、肾三脏来完成，如果这三脏的功能失调，就会影响三焦的气化，导致尿潴留。所以在做推拿治疗的时候，您也应当以肺、脾、肾对应的穴位为主要的推拿对象。

说到这里，我必须提一下，这个病要是不及早治疗的话，会给我们的健康带来很多麻烦。例如，尿潴留有利于细菌的繁殖，因此若长时间不采取治疗措施，就会很容易引起尿路感染，并使其反复发作，最后危害到肾脏，尤其是前列腺肥大的男性和尿道狭窄的女性，更要引起注意。另外，有时候，尿潴留还会使膀胱内压升高，这样，尿液就会沿着输尿管逆流，造成肾盂积液，引发慢性肾衰竭。因此，患上尿潴留后，您一定要及早治疗，不能一拖再拖。

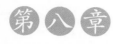

健康源自天然

——泡脚是最绿色的低碳养生法

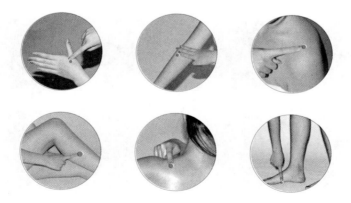

风湿性关节炎，多泡脚效果好

　　有一次，我到农村去义诊的时候，碰到一位老农，因风湿性关节炎的困扰，他没法干农活很长时间了。一到天气变化的时候，他的膝关节疼痛、屈伸困难不说，每天早上，膝关节还很僵硬，非得活动活动才能好转。

　　他找我治病的时候，说的第一句话就是："大夫，别给我开太贵的药啊！"我告诉他，几十块钱的药就能让他的疼痛减轻，甚至消失。我让他去药店买鸡血藤、威灵仙、甘草各 50 克。把这几味药合起来，加入 2000 毫升水，放到火上煎半小时，然后把药汁倒入木盆里。先把脚搁在水盆边上熏一会儿。待水温合适的时候，开始泡脚。水凉了就往里面续开水，每天晚上泡 1 次，每次泡上 40 分钟。泡脚的同时，手也不要闲着，用手掌的鱼际在膝关节疼痛的地方好好揉揉，然后揉小腿上的阳陵泉穴、悬钟穴各 60 次，最后屈伸膝关节 15 次。

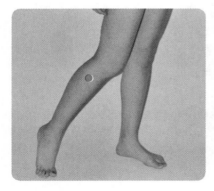

阳陵泉

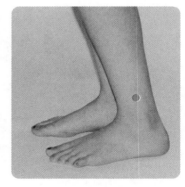

悬钟

那个老农留给我的印象太深了，所以我义诊回来后还记着他的病。过了一个星期，我忍不住又坐车去了那里。见到那位老农后，他迫不及待地告诉我说，疼痛已经大大减轻了。他还打算把家里唯一的一只羊杀了来招待我，我连忙摆手制止了他。

我给他开的三味药里面，鸡血藤可以活血舒筋，还有的医生说它可以祛瘀血、生新血，让经络变得通畅；而威灵仙又叫老虎须、铁扇帚，具有祛风湿、通经络的作用，是祛风除湿的良药；甘草则可以解百毒。

泡脚的时候，为什么要揉阳陵泉穴和悬钟穴呢？中医认为，阳陵泉穴是筋的会穴，也就是说，它是筋气聚集的地方，所以揉这个穴位可以舒筋、壮筋；而悬钟穴可以治疗关节发酸、疼痛、乏力、不能屈伸等症状。

风湿性关节炎太常见了，《黄帝内经》中说，它是由风、寒、湿等外邪同时侵袭人体造成的一种痹病。但是，因为这些外邪在生活中太常见了，所以很多人都忽视了。《黄帝内经》里面有句话叫"虚邪贼风，避之有时"，意思就是说，您碰到风、寒、暑、湿等外邪的时候，不要迎上去，而要躲开它们。但生活中很多人都是"要风度不要温度"，尤其是一些爱美的女性，结果上了年纪后，关节就开始疼痛了。

脚气别乱治

　　脚气是一种非常常见的皮肤病。生活中，70%～80%的人都有脚气，很多人想尽了办法都不能根除，而且这病一不小心就会传染给家人，惹得大家怨声载道的，所以很多人为此伤透了脑筋。

　　有一次，我去参加一个学术会议，住宾馆的时候，跟另外一个单位的人分到了一个房间里。当天晚上，那个人一脱鞋，屋子里马上就充满了刺鼻的难闻气味。我问他洗脚了没有，他不好意思地说，他有脚气，而且因为担心我这个室友嫌弃他，已经洗了两遍脚了。我告诉他，以后再洗脚的时候，加点药就会好一些。那人听了后很感兴趣，连忙问我加什么。我说，去买苦参15克，花椒10克，绿茶10克，把它们倒在2500毫升的热开水里，然后倒入50毫升陈醋，浸泡2小时，晚上睡觉前把药汁倒入盆中，泡脚30分钟，然后用干净的毛巾擦干双脚。

　　有一点值得您注意的是，袜子不要用清水洗，而要放在泡完脚后的药汁里浸泡十几分钟，然后再用清水洗净晒干。连续泡一周，一般情况下，脚气就会大大减轻了。

　　这个朋友回家后按照我说的去做了。过了1个多月，他就打电话跟我说，脚气好很多了。他开玩笑地对我说，现在他的脚比他媳妇的脚都香。

　　另外，如果您的脚气比较严重，脚上已经出现糜烂的疮面的话，那就在泡完脚后，用干净的毛巾把脚擦干（千万不要用以前用过的擦脚布）。然后找当年的新鲜大蒜，用刀切开，反复地涂擦患处，每天擦上三四次。

　　其实，脚气这种病治起来并不困难，重要的是，您要保持良好的生活习惯。因为这种病有很强的传染性，所以如果您家中有人患了脚气的话，鞋柜就要经常清理，否则将带有细菌的鞋子放在阴暗、不通风的鞋柜中，很容易使细菌大量繁殖。而且，本来没受污染的鞋子，如果一同放在鞋柜里的话，就可能沾染上带菌的皮屑和被邻近的"脏鞋"所污染。如果家人穿了这样的鞋子，就可能患上脚气。因此，鞋柜要经常通风、晾晒。如果鞋柜不能移动，那就应定期用消毒液擦洗或是放入干燥剂以祛除潮气。

另外，清洁鞋柜的同时，您不要忘了用干抹布把鞋子擦拭干净，并在鞋内塞入一些用香料、茶叶、竹炭等做成的除臭包，以消除病菌、异味。而且，鞋柜里存放的鞋最好分出不同的鞋区以避免相互间传染。

珍爱关节，药物护膝

　　入冬以后，很多中老年朋友的关节炎都会反复发作，肿痛难忍，所以好多人在冬天都开始佩戴护膝。确实，冬天戴护膝是保护膝关节的一个非常好的方法，但是，您如果能选用一些活血化瘀的中草药，给自己做一个药物护膝的话，防治关节炎的效果会更好。

　　怎么做呢？买等量的当归、红花、乳香、没药、制川乌、制草乌各30克。把它们捣成碎末，装到纱布袋中。为了防止戴护膝时，药末向下沉，做的时候，您要把药末摊薄，然后用针缝成小格状。这样一来，患有关节炎的朋友戴上这种药物护膝后，随着膝关节处体温的升高，药物会慢慢变热，而药性就会不断地挥发出来渗进肌体内。当归、红花、乳香等药物都具有温经、活血、散寒、消肿、止痛、祛湿的作用，对治疗关节炎的效果非常好。

　　当然，每个人所患关节炎的证型是不同的，因此在制作护膝的时候也要先辨证。中医认为，关节炎的发病原因是"风寒湿邪，痹阻经脉，致使经脉不通，不通则痛"，所以关节炎通常分为风痹、湿痹、寒痹这三种证型。中医治疗关节炎的时候，一般也是以祛风散寒、通经活络、活血化瘀为主。

　　风痹主要是指受风的时候，关节炎会旧病复发、疼痛加重，此时您可以在我之前说到的那个药方中加入等量的防风，这样可以起到祛风、解表、止痛的作用。而湿痹和寒痹则多与受潮、受寒有关。如果在雨雪天气时，关节炎容易发作的话，您可以在那个药方中加上等量的薏米，因为薏米的主要作用是除湿。还有的朋友一到降温的时候就关节疼痛，如果是这样，您可以加上附子，中医认为，附子可以"补火助阳"，属大热之品，在冬天用来对付寒证可是首选。

　　有一次，我去参加一个老年合唱团。早晨 9 点集合的时候，天还比较冷，很多朋友都戴着护膝。于是，我就把上面这个做护膝的方法教给了他们。很多人听了都非常感兴趣，2 天后再集合，很多人都告诉我说他们都已经戴上了这种护膝，还有的人给自己的老伴也做了一套。我问他们效果怎么样，他们说，戴上后感觉腿上热乎乎的，确实很舒服。最重要的是，疼痛减轻了不少。

不疲劳的活法

　　生活中，很多人都有这样的情况：说是生病了吧，去医院又查不出什么问题来，还白花了钱；说没生病吧，又确实感觉身体难受。就是那种"自觉不爽，检查又没病"的情况，用流行的话说，这种状态叫"亚健康"。

　　有一次，我在门诊碰到一位40多岁的女教师。她来找我看病的时候，说自己最近不知道怎么回事，总感觉心神不宁，注意力不能集中。有时候，正上着课呢，她就会莫名其妙地发愣，还老忘事儿。晚上睡觉的时候，梦一个接一个地做。白天坐在椅子上，她又经常会莫名其妙地感到不安，跟丢了魂儿一样。

　　刚开始，我感觉她的这些症状有点像更年期的表现。但我在给她做检查的时候，发现她还没到更年期综合征的那种程度。所以我就告诉她："你确实没什么大事，就是平时有点焦虑和紧张。"说完后，我就让她去药店里买猪苓15克，北沙参20克，甘草20克，大枣30枚，一次买上6服。每天晚上睡觉前，把药加入2000毫升清水，浸泡15分钟左右。然后放在火上用大火煎，煎沸后再换成小火煎5分钟即可。然后把药汁倒进洗脚盆里，刚开始，把脚熏一熏。等水温合适的时候，开始泡脚。水凉了就往里续开水，每天晚上泡上40分钟。泡完脚后，再用大拇指把两只手上的神门穴各揉一分半钟。

　　那位教师回家后按照我说的方法做了。才过去3天，她就打电话跟我说，她现在身体已经舒服多了。我告诉她，用剩下的药继续泡脚以巩固疗效。

　　我认为，心里藏的神其实也跟人一样，当你给它的压力过大的时候，它就会"离家出走"。所以在生活中，您面对压力的时候，要学会疏导，释放压力。否则，压力过大，内心承受不住，心里藏的神就留不住了。

除了压力过大外，容易疲劳也是现代人的普遍特征。现在，大多数人都过得比较累，不仅身体累，心也累。每天上完班后，一回到家就感觉浑身酸疼，一点也不想动。有一段时间，我也出现了这样的症状。因为那一阵门诊的病人特别多，有时候我还会突然被请去给别人会诊。折腾了一天，下班后回到家里，我就感觉浑身不舒服，躺在沙发里动都不想动。

疲劳看似不算是病，时间长了就会诱发一些病，还是赶紧治疗为好。所以，我就去药房里买了川芎和党参各 40 克。这两味药合在一起具有活血益气的功效，消除疲劳的效果很好。回到家后，我把药加入 2000 毫升清水中，放在火上煎。等水煎至一半的时候，我把药渣滤掉，将药汁倒入脚盆中。先把脚搁在脚盆边缘熏蒸一会儿，等到水温合适的时候，再把脚放进去泡，水凉了就往盆里续开水。每晚临睡前熏泡一次，每次 40 分钟。

泡过脚后，我又做了一遍自创的"八段锦"。做完后，我感觉整个身体特别放松，当时就想睡觉了。结果，躺在床上后，我一觉睡到了天亮，一个梦也没有做，第二天也神清气爽的，精神好极了。

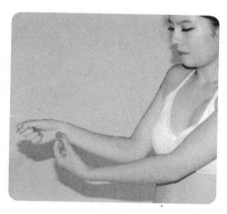

神门

把湿邪踩在脚下

在冬天，很多人都有用热水泡脚的习惯，每天泡上 20 多分钟，一天积累下来的劳累感就都消除了，晚上还能睡个好觉。但是，一到夏天，大多数人就会把用热水泡脚这个好习惯给"暂停"了。而且，别说泡脚了，就是冲澡的时候，很多人也是用的凉水。其实，天气越热，湿邪越重，热水泡脚就更有必要。

很多人在进入炎炎夏日后，会感觉四肢乏力、全身发困、浑身酸软无力，一出汗，全身就黏腻不爽，有时候吃东西也没有胃口，即使吃下去了也难以消化，整天肚子都胀得鼓鼓的。中医认为，造成这一切的根本原因是湿邪。

对付湿邪的一个很好的纯绿色疗法就是用热水泡脚。中国有句俗话叫："春天洗脚，开阳固脱；夏天洗脚，暑湿可祛；秋天洗脚，肺润肠蠕；冬天洗脚，丹田暖和。"夏天天气这么热，为什么还要用热水泡脚呢？因为夏天阳气最盛，用热水泡脚可以刺激足阳明胃经、足太阳膀胱经等足部的 6 条经络，从而起到健脾、除湿、通经、利水的作用。

对于大部分没有出现什么不适的人来讲，用热水泡脚就可以了。但是，如果您出现了四肢乏力、全身发困、食欲减退等症状的话，就要在热水中加入威灵仙（可祛湿）20 克，苍术（可通经）15 克，白术（可健脾）15 克，用药祛除病邪。另外，如果您有以下疾病的话，也可以用上面这个方子为基础方，再加一些其他的草药。泡脚的同时还可以起到治病的作用，可以说是一举两得。

高血压：加夏枯草 30 克，泽泻 15 克，因为夏枯草可清肝火，泽泻有利水除湿的作用。泡过脚后，趁着脚上的经络比较敏感，赶紧用大拇指指腹按摩足厥阴肝经上的太冲穴100次，足少阴肾经上的涌泉穴100次。这样既可以降血压，还可以除心烦，关键是可以补一补我们的"先天之本"——肾。

　　静脉曲张：加当归20克，牛膝25克，这两味药可以活血化瘀，通经活络。

　　下肢不温：加桂枝15克即可。桂枝具有温经通络的作用，如果您在冬天有畏寒怕冷、四肢冰凉的烦恼的话，在夏天泡脚的时候，加入桂枝泡一泡，您就会发现，这一年的冬天，手脚冰凉的症状会好很多，这也是"冬病夏治"的一种方法。

　　下肢无力：加杜仲20克，川续断15克，伸筋草30克。泡脚的时候加入这三味药，可以起到补益精气、强筋壮骨的作用，尤其适合患有骨质疏松症的中老年朋友。

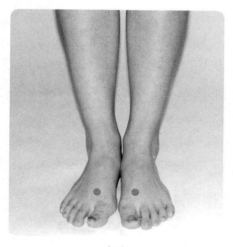

太冲

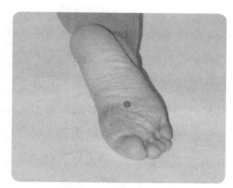

涌泉

别让"红鼻子"长在脸上

　　有一次，我碰到一位朋友，几个月不见，人倒没什么变化，鼻子却变得红彤彤的。我就问他，都有酒渣鼻了，怎么也不治？当时他恍然大悟地说："多亏你提醒我，原来这是酒渣鼻啊，怪不得我的鼻子这几个月都是红彤彤的。"他又想了想，说："几个月前，我的鼻子上长了一个小红疹子，起白顶儿的时候，我就挤了挤。没过几天，又长了一个，就这样，连着挤了好几次。没想到就这么几次，把酒渣鼻给挤出来了。"于是，我让他回去找一些牵牛子，研成碎末儿，然后用鸡蛋清调成糊状。每天晚上睡觉前，先把脸清洗干净，然后用棉签把糊糊涂到鼻子上，第2天早晨起来的时候洗掉。要不了几天，酒渣鼻就会好。朋友回家后按照我说的去做了，第2天，红肿就退下去了一半儿。到第5天，酒渣鼻就完全好了。

　　酒渣鼻在中青年人当中比较常见，并且，女性的发病率比男性要高很多。引起酒渣鼻的原因有很多，但饮食不规律是主要的原因。生活中多数人之所以会患酒渣鼻，就是因为经常没有节制地吃一些辛辣、刺激的食物。另外，情绪容易激动、精神紧张、焦虑不安、内分泌失调等因素也会引起酒渣鼻。发病的初期，鼻子尖上会发红，但是随着感染的加深，时间长了，整个鼻子就都是红彤彤的，油光发亮，看上去非常扎眼。

　　中医认为，酒渣鼻多与身体内有热毒、气血瘀堵有关。而现代医学则认为它与螨虫有很大关系。不管是什么原因引起的，用牵牛子来治都很合适。牵牛子在中医上有个不好听的名字，叫二丑，虽然名字不太好听，但是治病效果没得说。它具有杀虫消肿的作用，而用鸡蛋清来搭配可以说是绝妙，因为鸡蛋清不但可以清热解毒，还可以润肤，很多女孩子用它做面膜就是这个道理。

　　要想彻底根除酒渣鼻，除了用药物贴敷外，您在生活中还要注意这些细节：尽量少吃或不吃辛辣、刺激性食物；不要在高温、湿热的环境里长期工作；另外，您如果患了酒渣鼻，平时也不要去抓或者是挤压病变区。对于女性来说，要尽量少用带刺激性的化妆品。只有防和治相结合，才能彻底治愈酒渣鼻。

用40年经验总结出来的
治痛风经验方

　　有一次，我一个亲戚夜里11点多了还给我打电话，说自己的脚趾头痛得厉害。虽然当时是夏天，但他的脚上哪怕盖一层薄薄的被单都让他痛得钻心。我问他是什么原因引起的，他说："我也不知道是怎么回事，昨天晚上，我跟几个朋友一起吃了些烧烤，喝了几瓶啤酒。回来后，刚躺到床上想休息一会儿的时候，大脚趾就开始痛了。"我告诉他："你这是痛风，得赶紧治，因为患上痛风后不及时治疗，就有可能会损伤肾脏。我教你个方法，明天让你媳妇到地里去挖一些白茅根，60克就足够。再去剪一些小叶杨树的嫩枝，大概30克就可以，然后到药店去买20克鳖甲粉，再准备生甘草6克。先把白茅根和小叶杨树的嫩枝洗干净，然后放在500毫升水中，加入生甘草，熬上半小时，等到水剩下差不多一半的时候，把药汁倒出来，再加入500毫升水，熬成一半左右，然后把两次熬好的药汁混到一块儿。喝的时候把鳖甲粉冲入水中，每天早晚各一次。"我这个亲戚照着我说的去做了。刚开始，痛风还闹腾过两三次，但是后来就再也没有犯过了。我把这个方子介绍给几十个人试过了，大多数人用过后，都说效果很明显，而且坚持喝上一段时间，痛风很少再犯过。

　　中医认为，白茅根凉血止血，清热解毒。《神农本草经》上说它"主劳伤虚羸，补中益气，除瘀血、血闭寒热，利小便"。《本草正义》上也有记载说："白茅根，寒凉而味甚甘，能清血分之热，而不伤干燥，又不黏腻，故凉血而不虑其积瘀。"凉血又不伤干燥、不黏腻，这不正是治痛风的良药吗？　再来看看小叶杨树的嫩枝。现代医学研究发现，它所含的杨芽脂能促进血液循环，另外，它还具有抗炎镇痛作用，而且药效持久。鳖甲就是甲鱼的背甲，具有滋阴清热、潜阳息风、强筋健骨、软坚散结的功效，能够散瘀血、消脾肿。中医认为它是"血肉有情之品"，因此历来为养生家所喜爱。

总的来讲，这个方子是我这行医 40 多年来最为得意的一个方子，现在把它奉献给大家。

关于痛风，在生活上我还有一点要特别提醒您，如果您患有痛风，火锅最好少吃，要不然，你可能会吃一次痛一次的。这是因为火锅的原料主要是动物内脏、虾、贝类、海鲜等，而且，很多人在吃火锅的时候还喜欢喝啤酒。在西医看来，血液中的尿酸长期增高是痛风发生的关键原因。而有研究发现，涮一次火锅比吃一顿正餐摄入的嘌呤要高出十倍，甚至数十倍。而一瓶啤酒可使尿酸升高一倍。这样吃一次，对痛风患者来说当然是火上添油了。

夜间盗汗，贴神阙

　　张女士患有盗汗很多年了，每天晚上睡觉的时候，睡衣都会湿透，有时候汗出得多了，还会把她惊醒。白天里，她还经常感觉到心烦、口渴。而且，最近一个多月，她整个人都瘦了一圈，还经常感觉疲惫不堪，好像干了什么重体力活一样。心劲儿也没以前足了，干什么事都力不从心。我跟她说，治盗汗是中医的专长。选玄参、煅牡蛎各 50 克，把它们研成末，用生姜水调成糊状，敷于肚脐，外用胶布固定，每天晚上敷 1 次，第 2 天早上揭掉，连续做 10 天。

　　才到第 3 天，张女士就高兴地打电话告诉我说，她现在晚上睡觉的时候，已经不会出现那种汗多得能把人惊醒的情况了。到第 9 天，她晚上睡觉的时候已经不出汗了。后来，她还专门到门诊上找到我，问我为什么就这两味药贴肚脐就会有这么好的效果。

　　中医认为"汗为心之液"，意思是说，汗是心脏中的津液通过阳气的蒸腾气化后，从汗孔中排出的，所以有"血汗同源"之说。因此人一旦出汗过多，就会伤害到心脏的气血，大伤人体的阳气，出现心慌、气短、乏力、精神疲惫等症状。玄参可以养阴、清热、凉血，是中医在治疗伤津一类疾病时的首选药品；而煅牡蛎收敛固涩，重镇安神。另外，因为生姜具有"守而不走"的功效，用生姜水来调和就可以让药效持续的时间更长。

| 经常打饱嗝怎么办 |

　　生活中，几乎每一个人都有过打嗝的经历。不仅是大人、小孩会打嗝，连小猫小狗也会打嗝。打嗝虽然是小事，但如果老是这么不停地打下去，恐怕谁也受不了。一般情况下，人在酒足饭饱了后会打嗝。但也有很多人，即使没吃饱，也打嗝不止。

　　不停地打嗝在中医上称为呃逆。中医认为，它主要跟胃气不降有关。什么是胃气不降呢？大家都知道，我们的胃是用来消化和腐熟食物的，它连着小肠、大肠和肛门。正常情况下，胃气是往下走的。如果胃气不听话，它顺着食管往上走，就会导致打嗝。

　　其实，打嗝是有急缓之分的。有的人打嗝的时候，声音短促，而且接连不断。而有的人虽然打嗝比较缓，但持续的时间比较长。当我们打嗝比较急的时候，可以用大拇指用力地按中魁穴（中指背侧，近侧指间关节的中点处）30下左右，一般就可以止住了。

　　急则治标，缓则治本。打嗝比较急的时候，按穴位可以立马把嗝止住，但不停地打嗝就不能用这个方法来治了。"胃喜温恶寒"，如果您老是打嗝的话，最好用下面的热敷方法来治。

　　将小茴香120克放到锅里炒热，趁茴香热着的时候装进约20厘米长的纱布里。平躺在床上后，将药袋敷在肚脐上，并将茴香摊匀，再将一个水温为50℃左右的热水袋压在上面。然后盖上被子静卧，每次热敷40分钟，1天敷2次。

　　我曾经碰到过一个大学教授，他是教管理学的，所以经常会被一些公司请去讲课。可有一阵子，他出现了呃逆。他告诉我说，自己讲课期间老是打嗝，下边的企业员工就偷偷地发笑，这样，本来是一堂很严肃、实用的课，因为他打嗝不止而根本没法往下进行了。他来找我的时候，我就把上面的方法告诉了他。他用过后，给我打了个电话，说见效很快。第一次敷到大概20分钟的时候，他就听到了肠子里"咕噜咕噜"地叫，到第3天，他就基本上不打嗝了，而且吃饭也比以前香了。

早晚推拿内关穴，天气再热都不怕

近年来，夏天的气温节节攀升，很多地方的气温都罕见地超过了40℃。而心脑血管疾病、猝死也出现了一个小高潮。在这种恶劣天气下，老年朋友该怎么过呢？此时内关穴和涌泉穴是消暑的两大"良药"。

首先，我们每天早晚花上三四分钟揉按一下手臂上的内关穴。内关穴就在我们手腕的横纹上方，横放上食指、中指、无名指，中间就是内关穴的所在了。医典中讲"内关扫尽胸中之苦闷"，每天按一按内关穴，再热的天气您都不怕了。中医认为，按摩内关穴对于缓解心痛、心悸、胸痛、胃痛、呕吐、失眠、癫狂、热病等症状都很有效。心中有无名烦闷的人，稍用力按上去便会有酸痛的感觉，不信，您自己试一下。

另外，高温的天气最容易诱发脑出血等恶性疾病。如果您要出门的话，那就先在涌泉穴上滴两滴风油精或抹一点清凉油吧，这样可以促进阴气上行、阳气下降，是镇静消暑的好方法。说到选涌泉穴的原因也很简单，就像它的名字一样，刺激涌泉穴，清凉的泉水就会从脚底涌出来，能不清凉吗？

中医讲"汗为心之液"，出汗太多的话，心脏就会出问题。现代医学也认为出汗过多，血液的黏稠度就会增加，从而诱发心脑血管等疾病。因此，天气炎热的时候，中老年朋友一定要注意少流汗。

再者，在往年的夏天，上午要10点多，天才真正热起来。可现在呢，每天早上8点半，气温就已经升到30℃以上了。前几天，早上9点我出去锻炼的时候，刚走出家门不远就感觉汗流浃背，心率还稍有点快。于是，我就把自己早晨锻炼的时间适当地往前调了 1 个小时。同时，把下午的锻炼时间也往后调了 1 个小时。第 2 天我试了一下，确实很舒服。

最后，天热的时候正是蔬菜上市的大好季节。所以我家里做菜的时候，都是把菜放到开水里焯一下，如苦瓜、红萝卜、土豆等，然后放一点蒜泥，再多加一些醋。多加蒜是因为蒜能清热解毒，而多放醋则是因为它可以消除疲劳，帮助消化，促进新陈代谢，还可以扩张血管，预防心血管疾病的发生。当然，像西红柿、黄瓜等食物，直接凉调就可以吃了。而这样吃的目的只有一个——清淡饮食，远离油腻。

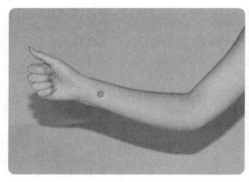

内关

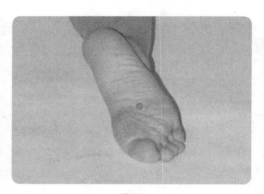

涌泉

腹泻老不止，苹果来救急

几年前，我应邀到柬埔寨去进行医疗访问。在当地议员的陪同下，我来到了一个村落，非常奇怪的是，当地有很多人拉肚子。我仔细询问了一番，发现这与当地的饮食不洁有很大的关系。

起初，我想给村民们开些治疗腹泻的药，后来我发现，咱们国家产的药跟他们国家产的治疗腹泻的药是不一样的，处方根本没法开。还有一个更重要的原因是，由于战乱，村民们都非常贫困，看不起病。于是，我就告诉那些病人，让他们拿十几个苹果，支一口大锅，加上 10 升水，然后把苹果洗干净后削去皮，一刀切成两半，放入锅里。我告诉他们，等水煮开后，再煮上20 分钟。当一切都做好后，我又往里面加了一些盐和一包茶叶。待一切都准备好后，我让每个拉肚子的人都盛上一碗喝。很多人都将信将疑地喝了下去。过了两三个小时，多数人的腹泻就缓解了。

我的这个土方法得到了议员们的大力称赞，他们连夸中医的神奇。

其实，这个治病原理很简单。中医认为，苹果有涩肠健胃的作用，能止滑泻。在苹果熬成汤后加入一些盐，就像我们在生活中打吊针时输生理盐水一样，主要是为了给身体补水。而加入茶叶则是因为它有收敛、固涩的作用。

另外，腹泻的时候，您还可以用手掌按顺时针的方向摩腹 3 分钟，再用大拇指指腹按揉足三里 2 分钟。不过，按揉足三里的时候，您要注意，两侧要同时进行。

生别人的气，害自己头疼

生活在世上，我们总会碰到这样或那样的烦心事儿，所以才会有这么一句俗话——"人生不如意事十之八九"。

如果您细心的话，就会发现生气的时候，每个人的表现都是不一样的，有些人一生气就头疼、头晕，而有些人会气得吃不下饭。还有的人一生气，小便就多，老往厕所跑。更有些人一生气，就会上火，牙疼、嘴里发干、烂嘴角、小便发黄等。

很多人都知道，无论症状如何，只要是生气引起的，对付这种情况，吃几剂逍遥散就好了，因为逍遥散疏肝的效果非常好。但很少有人知道，逍遥散的底方是白芍，如果把白芍用不同的方法炒一炒，它就能治生气带来的各种各样的不舒服。

酒炒白芍可治生气引起的头痛、头晕

生气的时候，如果您容易出现头痛、头晕的现象，而且太阳穴边上胀得就跟要炸了一样，这很明显是肝阳上亢，走到头上了引起的。这时，你把家里的炒锅支上，打开火，将炒锅烧热，然后倒入 200 克白酒，要高度的，60 度以上的最好。酒很快就会热起来了，这时候，你把 60 克白芍放进去，炒上 2 分钟，炒的时候用锅铲快速地翻动。炒到白芍微微泛黄的时候把火关掉，把白芍捞出来，晾干，研成细末后，每天早晚各吃 6 克。

白芍可以疏肝理气，通过酒炒后可以引药上行。药性到达头部的时候，就可以把发怒引起的头痛、头晕一并给治了。

醋炒白芍可治生气引起的小便频数

还有一些人生气的时候会出现小便频数的毛病，一旦生气了，就时不时地往厕所跑。如果碰到这种情况，那就在炒菜锅烧热的时候，倒入 200 克食用的白醋。当你闻到醋挥发出来的气味时，赶紧把 60 克白芍倒进去，用铲子快速地翻动，炒上 1～2 分钟即可。最后，关上火，把白芍捞出来，晾干，研成细末后，每天早晚各吃 6 克。

中医认为，醋可以引药入肾，再加上白芍疏肝理气的药性，就可以把发怒引起的小便频数给治好。

麸皮炒白芍可治生气引起的食欲减退、吃饭不香

麸皮也就是小麦的皮，它的营养价值非常高。但是很多人不知道，中药炮制法中有一种方法叫麸炒，麸皮用这种方法炒出来后具有补脾的作用，药性也增强了。

如果你经常生气，而且生气的时候容易没胃口，吃饭不香，那就用武火将炒锅烧热，撒入麦麸翻炒，炒至起烟时，放入 60 克白芍，不断地翻动并适当控制火力，炒到白芍表面呈米黄色或深黄色时就可以了。筛去麸皮后放凉，每天早晚各吃 6 克，用不了 1 天，你就会感觉气也消了，吃饭也有胃口了。如果你再坚持吃上一段时间，还会变得不怎么爱生气了。

生炒白芍可以清热祛火

生炒白芍的方法比较简单，取 60 克白芍片，放在炒菜锅里，用文火炒至微微发黄时，取出来放凉就可以了。炒过的白芍不仅有疏肝的作用，还可以清热泻火。如果你生完气后没过 2 天就出现嗓子冒烟、口腔溃疡、小便发黄等症状，那就试试这个方法吧，用法跟上面的一样。

无论生气时会有什么样的表现，归根结底都是肝气没有得到有效疏泻的结果。所以生气时，您可以从太冲穴一路揉向行间穴，每天早晚各揉 3 分钟。太冲穴是肝经上的腧穴，经常揉揉它，可以把肝经上瘀堵住的气血给冲散开，

说白了就是散肝火的意思；而行间穴就在第一个大脚趾和第二个大脚趾的趾缝儿上面，有泻热的作用。行间穴和太冲穴搭配起来使用，可以治疗很多肝经上的问题引起的疾病。

我年轻时，曾在医院的中药房待过六七年，对中药的炮制法非常熟悉。所以一些中药材经过特殊的炮制后会产生什么样的功效，我是比较了解的。有一次，我去给一家大型连锁超市的员工们做讲座时，很多人都提到说，因为工作的关系，他们容易跟顾客发生矛盾，导致心情不舒畅。当时，我就把这些方法分门别类地介绍给了他们。他们用过这些方子后，普遍反映都说好。所以后来又请我去做了几次讲座。

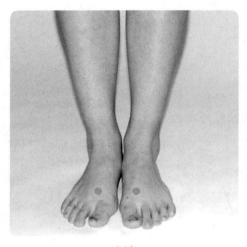

太冲

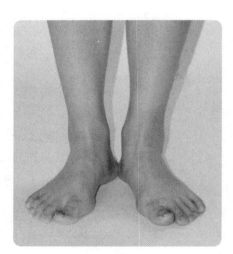

行间

冬虫夏草贴肚脐，万千疾病难近身

有一次，我碰到一个四十多岁的朋友，他说他的肚子经常会无缘无故地疼痛，那种痛感也不是特别剧烈，而是隐隐作痛，就好像鞋底有一粒沙子，不倒出来，全身都感觉不舒服，已经有七八年了。他也做了很多检查，找了很多医生，但是都查不出原因。

我在询问中得知，他经常是肚脐周围疼，这叫"绕脐疼"。于是，我就告诉他，选冬虫夏草 6 克，广木香 12 克，枳壳 12 克，陈皮 15 克，碾碎后再找一块新鲜的生姜，切成碎末儿，跟药粉混合后，取一些放在肚脐上，然后盖上一层纱布，用医用胶布固定好。一天换一次，要不了一个星期，他的肚子痛就会好。这个朋友照着我的方子回去贴了几次肚脐后，绕脐疼就再也没有犯过。

这几味药都是温阳之药。就拿近年来炒得比较热的冬虫夏草来说吧，《本草从新》上说它"味甘性温，秘精益气，专补命门"。命门穴就是后背上与肚脐相对的位置。灸命门穴可温阳固肾，而用药物贴敷肚脐同样能起到温阳的作用。所以说，把冬虫夏草放在肚脐上算是放对地方了。其实，在这个方子当中，冬虫夏草、广木香、枳壳、陈皮这几味药都没有生姜重要，因为生姜不仅性温，而且还有一个特点，那就是"守而不走"。什么意思呢？就是它能把其余这几味药的药性都持续留在肚脐处，这也是很多贴敷的药物都离不了生姜的主要原因。

当然，并不是所有性温药物的药性都是"守而不走"的。就拿我们常吃的香菜来讲吧，它也能温阳，但它的性质却是"辛香走窜"，能把阳气带到全身各处。所以有关节疼痛的朋友可以多吃些香菜。另外还有附子，中医上说它"走而不守"，说的也是同样的道理。

生活中，为什么会有那么多的人患绕脐疼呢？其实，肚脐在中医上被称为神阙穴，也叫气合。气，气态物也；合，会合也。"气合"就是指任脉气血在此会合。由于神阙穴是任脉的起点，是人体阴气最盛的地方，因此这一块很容易就受到风、寒等外邪的侵袭，进而出现有规律的绕脐疼。事实上，不仅是肚脐，肩关节、膝关节等部位的腠理也相对比较疏松，空隙较大，所以这些地方也很容易感受风、寒、湿等外邪，出现关节疼痛、遇寒加重等症状。不过，神阙穴、膝关节和肩关节等部位虽然空隙较大，容易感受外邪，但有弊也有利。既然风、寒等外邪容易进入这些部位，那药气也同样可以。因此，如果您有胃寒、腹痛、绕脐痛、支气管炎以及妇科疾病，就可以用药物贴一贴神阙穴，会收到意想不到的效果。

说到这里，我得讲讲大家对生病的看法。很多人因为身体不舒服到医院一检查，发现患了什么病，就整天情绪低落、愁眉不展的，这主要是因为他们只看到了生病的坏处。其实，对于疾病，我们应该辩证地看待。对待疾病，我们不能掉以轻心，存侥幸心理。但当我们身体有某处不舒服时，也不要认为是大难临头了而忧心忡忡，这样会促使疾病恶化。一旦发现了某种疾病，保持镇定和乐观是最好的调治疾病的"药"。有些人生病了就会乐观地认为，幸好发现得早，要不然麻烦就大了。还有的人会觉得，平时忙忙碌碌的也没有时间休息，趁这一段时间好好补充补充体力。这样无疑是有利于身体的康复的。

所以凡事都有两面性，任何时候，人都要往好的方面想，尤其是生病的时候。

为什么"七七芽"降血压特别好

　　前阵子，我老家的村子里一个叫高仁儿的老头儿去世了，他活了96岁。但让人很难想象的是，这个在农村生活了一辈子的老人，在60多岁的时候就已经得了高血压了。

　　关于他长寿的诀窍，有一点我是知道的，他一年四季都离不开一种叫七七芽的野菜。这种野菜在我们老家的田间地头十分常见。

　　高仁儿自从得知自己患了高血压以后，就开始每天吃七七芽。春天的时候采一些嫩的，洗净了放在热水里焯一下，然后放点盐、香油就开始吃了。临近春末的时候，他还会多采一些放在阳台上晒一晒，晒干后储藏起来。然后在炒菜或者是做汤、煮面条的时候加一些进去。就这样，一个患了30多年高血压的老人，90多岁了，身体还倍儿棒，每天都能下地干活儿。

　　看到他，我就想到了《黄帝内经》中说的"尽终其天年，度百岁乃去"。

　　如果我说七七芽的话，很多人可能不知道。七七芽是河南及其附近地区的一些叫法，中医学名称为小蓟，它还有很多其他好听的名字，如野红花、小刺盖、千针草、刺蓟菜、刺儿菜、青青菜、姜姜菜等。中医认为，小蓟性凉、味甘苦，归心经、肝经，具有凉血止血、祛瘀消肿的作用，而且它降压的功能非同一般。这在医学上是有记载的。比如说《本草求原》中就提到："大蓟、小蓟二味根、叶，俱苦甘气平，能升能降，能破血，又能止血。小蓟则甘平胜，不甚苦，专以退热去烦，使火清而血归经，是保血在于凉血。"还有医书上也说："（小蓟）清热，止血，降压，散瘀消肿。治各种出血症、高血压、黄疸、肝炎、肾炎。"因此，经常吃一吃小蓟，血压就会不知不觉地降下来了。

不再是那九个中的一个

——痔疮的家庭调治法

俗话说，十人九痔。这句话足以说明痔疮这毛病在生活当中的普遍性。

其实，痔疮可以分为四个时期：第一期的时候，患者没什么痛苦，但是会便血，肛门处会发痒；第二期的时候，肛门就会出现脱垂现象；到第三期和第四期的时候，症状就已经非常严重了。而生活中，绝大部分痔疮患者因为难为情，非要拖到病情非常严重了才去看病。

如果您的痔疮还处于第一期，但又不好意思上医院，那就可以试试我这个小验方。准备硫磺、雄黄各 10 克，樟脑 3 克，麻油适量。把硫磺、雄黄、樟脑研成细末，用麻油调匀即可。每天晚上睡觉前和早上起床后，把肛门洗干净，早晚各搽一次就可以了。这个方法适用于湿热引起的痔疮。

记得有一天晚上，一个朋友带着他的孩子到我家串门儿。他的孩子已经上大学了。聊天的时候，朋友说："孩子长了痔疮，整天肛门发痒不说，还经常便血。这孩子都上大学了，最近好像贫血也比较厉害。我说带他去医院看看，他说什么都不愿意去。非要等到毕业的时候才去医院。"于是，我就把这个方子教给了他。然后我让他在搽洗的时候，配合做提肛运动。怎么做呢？全身放松，将臀部及大腿用力夹紧，然后深吸气，同时肛门向上提收。提肛后稍闭一下气，然后配合呼气，全身放松。每日早晚两次，每次做 30 下。过了几天，朋友就打电话过来说，孩子感觉肛门处不痒了。又过了一个月，这孩子的痔疮基本痊愈了。

当然，我这里介绍的方法只适合治疗第一期的痔疮，等到痔疮发展到第二期以后，您还是要及时上医院进行手术治疗。

白蒿是老天奖给我们的护肝良药　

　　每年一月到三月的时候，我就会留意一些走街串巷卖野菜的农民。当发现有卖白蒿的时候，我就会毫不犹豫地买上几斤，连续吃上一个月。很多人可能不知道白蒿是什么，它可是上天赐给我们的保肝良药，入口虽然稍苦，但良药苦口却是利于病的。

　　患有肝病的朋友，如果吃过中药的话，大部分人都会知道一味叫"茵陈大枣汤"的汤药。别看这个汤剂就两味药，治肝病却非常有效。而其中那味名叫"茵陈"的中草药就是我刚刚提到的白蒿。

　　记得有一次，有位中年人在他妻子的陪同下来找我看病。他妻子说他嗜酒如命，每天都要喝掉500克左右的家酿酒。她说："刚开始的时候，我老公总是说腹胀，不想吃东西，全身感觉没什么力气，我让他去医院检查，他说什么也不肯去。"说着，她指了指丈夫的右上腹，接着道，"前阵子，他吃东西总是吐，右上腹还隐隐作痛。我带他到医院检查，医生说他的酒精肝已经比较严重了，要及时治疗。但开的一些药，吃完后都不大见效。经朋友介绍，我们就找到了您。"我看了看那位中年朋友，又用手按了按他的胸部，发现他的问题确实有点严重。我稍微用力按了按他的肝区，他就会有疼痛感。而且，我还能感觉到他的肝有点肿大，还有轻微的肝腹水。我又仔细瞧瞧他的脸部，果然有点浮肿，脸色也黯淡无光。我问他平时有一些什么不适，他说一天到晚都全身没力，吃饭的时候，也没什么胃口，吃多了还会恶心呕吐、腹胀腹泻。当我在想用一个什么方子治疗比较好的时候，突然想到当时正是初春三月，就让他们夫妻俩回家去拔些白蒿，每天用50克左右，洗净了，配上四五枚大枣，再加入 300 毫升水熬汤喝，一天两次，喝上一整月。然后，我叮嘱他往后尽量少喝酒，能戒掉是最好。

一个月后，那位中年人又来了，不过这一次，他的爱人没来。他来找我的时候，我发现他的面色已经红润了很多，而且开始有光泽了，走路的时候也能挺胸收腹，神采奕奕。他告诉我说，他现在的症状好多了，而且他把酒也戒掉了。

为什么白蒿能治肝病呢？这还是神医华佗告诉我们的。传说华佗给一黄痨病人治病，苦无良药，无法治愈。过了一段时间，华佗发现这位病人突然好了，急忙问他吃了什么药。他说吃了一种绿茵茵的野草。华佗一看是青蒿，便到地里采集了一些，熬成汤给其他患了黄痨病的病人服用，但试了几次，均无效果。华佗又去问这位已痊愈的病人吃的是几月的蒿子，他说是三月的。华佗醒悟到，春三月阳气上升，百草发芽，也许这个时期的蒿子才有药力。所以第二年春天，华佗又采集了许多三月间的青蒿，给黄痨病人服用，果然是吃一个好一个。为摸清青蒿的药性，华佗又把它的根、茎、叶进行分类试验。实践证明，只有幼嫩的茎叶可以入药治病，所以他为其取名为"茵陈"。这就是"华佗三试青蒿草"的传说。他还把这事编成歌诀供后人借鉴："三月茵陈四月蒿，传于后人切记牢。三月茵陈治黄痨，四月青蒿当柴烧。"

如果您患了酒精肝，除了要多吃白蒿外，平时还要注意少抽烟、喝酒。另外，如果您每天能抽出几分钟的时间来练习"屈膝拉髋练腰法"，也将有助于您的康复。这个方法听起来挺复杂，其实做起来很简单。先站立，全身放松，然后左脚向左跨出一步，与肩同宽，两腿交替屈膝。就像在走路一样，但脚跟不要离地，左右腿各做 5 分钟就可以了。

莲藕可治鼻出血

　　有一次，我在给一位朋友做推拿的时候，他突然流鼻血了。我观察了一下他的脸色，嘴唇和耳朵稍微发红。然后我又摸了摸他的手心，很热。中途他去了趟洗手间，回来后，他仰着头对我说："高老师，我最近总是流鼻血，这不会是什么大病吧？"我就笑着对他说："你才三四十岁，年纪轻轻的，哪会那么容易就生一场大病？我教你个方法：回家后切20片莲藕放在碗里，每片莲藕上撒点白糖，白糖不要放太多，用大拇指、食指和中指捏一点儿就行。然后放在锅里蒸，蒸熟后再蒸上20分钟就可以了。每天早晚各吃10片，要不了一星期，流鼻血的现象就少了。"结果，三四个月后，这位朋友又来找我做推拿的时候说："高老师，我现在已经不流鼻血了。"

　　《黄帝内经》上说："鼻者，肺之官也。"意思是说，鼻子出现问题和肺是脱不了干系的。肺气过热会导致气血上逆，进而导致流鼻血。遇到这种情况，您首先要选一节好藕，又长又细的藕最好不要选。藕节短、藕身粗，从藕尖数过来的第二节是最好的。然后按照我前面说的方法去做就可以了，当然，您也可用莲藕节熬水喝。这道菜不仅味美可口，而且具有良好的药效。吃上三四次，流鼻血的毛病一般就不会容易犯了。

　　中医认为，莲藕生食能清热润肺，凉血行瘀；熟吃可以健脾开胃，止泻固精。老年人常吃可以固精，还可以调中开胃，益血补髓，安神健脑，具有延年益寿之功效。

　　生活中，许多人流鼻血时，一般都习惯于将头向后仰，鼻孔朝上，认为这样做可以止血，其实这样做是错误的。因为这样做表面上血是不往外流了，但实际上并没止住。突然流鼻血的时候，有一个方法可以暂时救急。怎么做呢？哪个鼻孔流血，就把哪只手抬起来，鼻血就不流了；如果是两个鼻孔同时出血，那就把双手同时举起来，血一般就会止住了。

几种常见疾病的家庭调治方

怎样才能睡得好，吃嘛嘛香

很多人吃饭的时候，看见别人吃得津津有味的，就总是叹气地说："看现在的年轻人吃饭真是羡慕，大鱼大肉的，什么都能吃得下。我要是还跟他们一样吃的话，今天晚上躺在床上就睡不着了，肚子非胀一夜不可。"

中医讲"胃不和则卧不安"，意思是说，胃不舒服就睡不好觉。前额是足阳明胃经经过的地方，用手指指腹擦这个区域，就可以疏通胃经，促进胃气下行，利于睡眠。

当然，您如果想把病根儿彻底除掉，光用这个方法是行不通的。买酸枣仁5克，夜交藤5克，葱白（根要洗净）3根，大枣3枚。加入200毫升水中，用武火熬开，然后换成文火熬30分钟，熬到药汁剩下差不多一半的时候就可以了。在临睡前，把这剂汤药喝下，然后再在腹部按顺时针的方向做推拿，您就会睡得舒舒服服的，第二天一早还能顺利地"排排毒"。

两种简单好用的治感冒方

天气突然变冷的时候，可以多按摩风池、大椎，就有利于预防感冒。因为这两个穴位分属于足少阳胆经和督脉上的，按摩它们可以提振阳气，从而起到预防伤风感冒的作用。

另外，如果您感冒了，我还有一个小验方，非常管用。取薄荷叶3克，新鲜的生姜3片，葱白3根，加上200毫升水，加热煮沸后，再用文火煮上十几分钟就可以了。然后把药汁倒入碗中放一放，待温度合适的时候一饮而尽。薄荷叶、生姜、葱白也不要倒掉，放在嘴里嚼一嚼再吐掉，然后躺在床上睡一觉，病就会轻很多了。

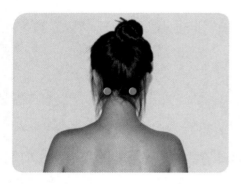

风池

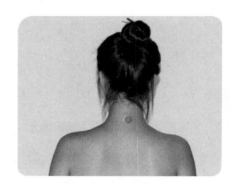

大椎

开塞露的作用不光是治便秘

开塞露一般是用来治便秘的。但是，很多人都不知道，它还可以用来治手脱皮。

怎么用呢？买一瓶开塞露，把手用温水洗干净，然后在脱皮的地方涂抹1遍，每天早、中、晚各涂1次，10天就可以看到明显的效果。

有一次，我碰到一位30多岁的女士，她说自己手脱皮已经很多年了，平时也无所谓。但是，最近家里搞装修，她要跟着干一些杂活儿。由于脱过皮的手掌，肉非常娇嫩，因此她都已经把手弄破三四次了。她来找我的时候，我就把上面的这个方法教给她。还提醒她在平时要注意保护双手，手脱皮了也不要去撕皮屑，以免出血感染病毒、真菌。洗衣服的时候，也要戴好手套，以免洗衣粉、肥皂刺激双手。而且，平时还要勤用护手霜，保持手部滋润。她用了几天以后，肉也长好了，手上的皮也不脱了。